青光眼早期信号
——青光眼离你还有多远

主　审

陈长青

主　编

张　习　王静娴　刘玉青　张敬一

副主编

王　雪　邹媛媛　李　静　侯四清

编著者

吴　青　张　颖　郭　晶　张　月

刘俊琦　任　媛　邓　雪　王钦艺

陈清亮　杨玉玺

金盾出版社

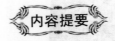

内容提要

　　本书简要介绍了青光眼的特点、病因、病理、临床表现、诊断、影像检查及化验室检查等基础知识,详细介绍了青光眼及早期信号等,同时介绍了药物治疗及调理等。其内容科学实用,深入浅出,适合全科医师,青光眼患者及大众阅读。

图书在版编目(CIP)数据

　　青光眼早期信号——青光眼离你还有多远/张习,王静娴,刘玉青,张敬一主编．—北京:金盾出版社,2017.8
　　ISBN 978-7-5186-1321-2

　　Ⅰ．①青… Ⅱ．①张…②王…③刘…④张… Ⅲ．①青光眼—防治 Ⅳ．①R775

　　中国版本图书馆 CIP 数据核字(2017)第 114845 号

金盾出版社出版、总发行

北京太平路 5 号(地铁万寿路站往南)
邮政编码:100036　电话:68214039　83219215
传真:68276683　网址:www.jdcbs.cn
封面印刷:北京印刷一厂
正文印刷:北京万博诚印刷有限公司
装订:北京万博诚印刷有限公司
各地新华书店经销
开本:850×1168 1/32　印张:8.5　字数:176 千字
2017 年 8 月第 1 版第 1 次印刷
印数:1～5 000 册　定价:27.00 元
(凡购买金盾出版社的图书,如有缺页、
倒页、脱页者,本社发行部负责调换)

目 录

一、你了解青光眼吗

1. 我国有多少青光眼患者

全球估计有青光眼患者近 6 700 万,其中有 670 万患者最终因青光眼而失明。据世界卫生组织预测,至 2020 年,全球青光眼患者人数将达到 7 960 万,其中 1 120 万人最终可能发展为双眼盲。

目前,中国 40 岁以上人群青光眼患病率大于 2.6%,约有 1 000 多万青光眼患者,其致盲率约 30%。其中,我国原发性青光眼的患病率为 0.21%~1.75%,40 岁以上人群原发性青光眼患病率为 1.4%。

预计到 2020 年,我国将有 2 100 万的青光眼患者,将会产生近 630 万盲人及超过 1 000 万的视觉残障人士,给患者家庭及社会造成沉重的负担。

2. 青光眼的定义

青光眼(glaucoma)一词来源于希腊语"glaukos",意思是"淡蓝""蓝灰",早在公元前 400 年的《希波克拉底誓言》中青光眼就被提及。在此后的数百年中,它一直被认为是一

种晶状体的基本。对青光眼的正确认识始于对白内障的正确解剖定位,随后的研究使人们逐渐认识到视神经在青光眼中亦被累及。视神经凹陷作为青光眼的一个体征,在18世纪50年代后期由解剖学家Heinrich Muller确认,青光眼患者视野缩小和旁中心缺损则在1856年由Von Graege首次描述。我国早在秦汉时期的《神农本草经》中就有青盲眼病的记载,但所谓青盲眼病包含了其他一些眼底疾病在内,直到元明时代才将"青盲"确切的分开,称为"绿风内障"。现代医学根据患者的症状和体征将"glaucoma"译为"青光眼"。

青光眼包含了一大类疾病,随着对青光眼研究的不断深入,逐渐完善其内涵。正常情况下,眼球内是有一定压力的,即眼内压(intraocular pressure,IOP),当眼内压力持续增大,超过眼球所能耐受的最高水平时,会造成视神经损害、视野缺损及视力下降等一系列视功能损伤,称为青光眼。在亚洲和欧美国家的定义是有所区别的。我们将青光眼定义为:一组威胁和损害视神经视觉功能,主要与病理性眼压升高有关的临床症候群或眼病。也就是说,如果眼压超过眼内组织承受的压力,尤其是视神经功能所能承受的限度,将给眼球内各组织(包括角膜、虹膜和晶状体),尤其是视神经功能带来损害,最典型突出的表现在视神经的凹陷性萎缩和视野的特征性缺损缩小。如果不采取及时有效的治疗措施,视野可以发展至全部丧失,甚至失明。而这种青光眼导致的失明,就目前的医学技术水平而言是无法逆转,无法治愈的。

青光眼发病迅速,危害性大,随时可导致失明。

青光眼从病因上分为原发性青光眼、继发性青光眼和发育(先天)性青光眼三大类。其中原发性青光眼是最常见的类型。

青光眼的早期症状表现主要包括：①视物模糊不清；②眼睛严重疼痛；③头痛；④眼前出现彩虹状光晕；⑤恶心、呕吐。

3. 青光眼对视功能的损害

首先,我们给出视功能的定义,视功能(visual performance)将速度及正确性纳入考量计算视工作岗位照度之一种定量评估。人眼的视觉功能包括：光觉、色觉、形觉(视力)、动觉(立体觉)和对比觉[一般所说的视功能检查多指行觉(视力)的检查]。视功能分为三级：同时视、融合视、立体视。

视功能检查包括视觉心理物理学检查(如视力、视野、色觉、暗适应、立体视觉及对比敏感度)及视觉电生理检查两大类。

青光眼患者表现在视功能的损害上,可以出现视力下降甚至失明,视野不可逆的向心性缩小,对比敏感度降低,视诱发电位传导延迟,波峰下降,视神经纤维层厚度变薄等。病人的主观感受主要为视力下降及视野缩小。

4. 青光眼能根治吗

青光眼是一种不可逆的眼科疾病,如果选择合适的方法

及时治疗是可以达到很好疗效的,但却不能治愈。过去,由于人们对青光眼认识不全面,治疗手段不多,以至于一些青光眼患者最终失明。所以,有些人得知自己患了青光眼后非常恐惧,对治疗缺乏信心,不积极配合治疗。其实,绝大多数青光眼患者通过药物及手术治疗可得到有效控制,能长久保持良好的视力。目前,医生不但能采取多种方法来治疗青光眼,而且能通过及时干预来预防某些青光眼的发生。如果患者积极配合治疗,一般的青光眼患者都不会失明。

青光眼眼压高,会有眼痛、头晕、怕光、流泪、喜揉眼等症状,严重的话最终会导致失明,建议及早控制,此病导致的视力下降是不可恢复的,比较严重。

(1)治疗青光眼的方法主要包括以下几种

1)按摩方法:仰卧于床,闭双眼,用拇指、食指分别在眼眶上下向内外各旋转 50 次,再换食指、中指成剪刀状按摩双眼角,内外各旋转 50 次,最后用食指、中指并拢闭着双眼按摩眼球,内外旋转各 50 次。按摩时轻重以能忍受为好。按摩完稍停片刻,到宽敞处极目远望数分钟。每日坚持 2 次,晚上用毛巾热敷 1 次。

2)补充营养素:补充营养素也是治疗青光眼的方法之一,饮食要合理,多吃些蔬菜、水果等,这样有助于预防便秘。因为便秘的人大便时,常有眼压增高的现象,会引发青光眼。此外,适量地食用蜂蜜,有助于血液中的渗透压升高,而将眼内多余的水分吸收到血液中来,从而降低眼压,避免青光眼。

3)喝茶护眼:青光眼应常饮 9 味的瞳仁茶,可起到良好

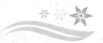

的辅助调理治疗的作用。其含有的决明子、桑叶、菊花、葛根、山楂、枸杞子等成分,具有清热、消除眼涩,增进和改善视力的作用,帮助恢复眼部调节能力,防止眼疾,缓解眼部疲劳,阻止青光眼恶性发展。

(2)青光眼的护理常识

1)平时心态要平稳:性绪波动过大,常可引起瞳孔散大,眼压增高,加重病情。因此,要避免生气、焦虑,以乐观宽广的胸怀待人处事,保持良好的精神状态。

2)要注意生活起居:预防感冒。衣领要宽松。睡眠要充足。睡觉时枕头可稍高。不宜洗冷水澡。这些对防止眼压升高都有一定的好处。

3)注意用眼卫生:保护用眼,不要在强光下阅读,暗室停留时间不能过长,光线必须充足柔和,不要过度用眼。

4)饮食宜清淡:多食蔬菜水果,保持大便通畅。忌食辛辣、油腻的食物和酒、浓茶、咖啡等引起眼压升高的饮料,并要适当控制饮水量,饮水量过大会引起眼压升高。

5)坚持体育锻炼:体育锻炼能使血流加快,眼底淤血减少,房水循环畅通,眼压降低。但不宜做倒立,以免使眼压升高。

5. 眼球的精细结构

人的眼球径平均为 23 毫米。最前端突出于眶外 12~14 毫米,受眼睑保护。眼球的构造十分精致,包括眼球壁、内容物、神经、血管等组织。

眼球壁主要分为外、中、内三层。外层由角膜、巩膜组成。前 1/6 为透明的角膜，其余 5/6 为白色的巩膜。中层具有丰富的色素和血管，包括虹膜、睫状体和脉络膜三部分。虹膜呈圆环形，位于晶状体前面。中央有一直径 2.5～4 毫米的圆孔，称为瞳孔。睫状体前接虹膜根部，后接脉络膜，外侧为巩膜，内侧则通过悬韧带与晶状体相连。脉络膜位于巩膜和视网膜之间。内层为视网膜，是一层透明的膜，内侧为玻璃体，外侧为脉络膜（图 1）。

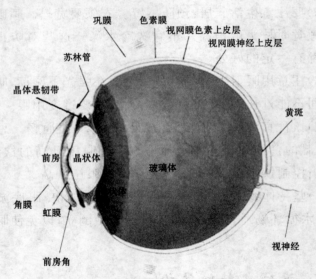

图 1　眼球结构示意图

　　眼内容物包括房水、晶状体和玻璃体。三者均透明，与角膜一起共称为屈光介质。房水由睫状突产生，由后房流入

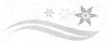

前房。晶状体为富有弹性的透明体,形如双凸透镜,位于虹膜和瞳孔之后、玻璃体之前。玻璃体为透明的胶质体,充满眼球后 4/5 的空腔内(图 2)。

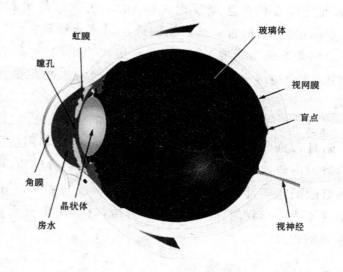

图 2　眼内容示意图

6. 什么是前房角

在角膜与虹膜之间的夹角叫房角,也就是我们通常所说的前房角,其前外侧壁为角巩膜缘,后内侧壁为虹膜根部和睫状体前端,两壁在睫状体前端相遇,组成前房角。

前壁的最前面为 Schwalbe 线,为角膜后弹力层终止处,呈白色,有光泽,略微突起。在它的后面是小梁网,即房水排出的通路。前壁的终点是呈白色的巩膜突。后壁为虹膜根部。隐窝是睫状体前端，呈灰黑色，又称睫状体带。

前房角为角巩膜所掩盖，由于角膜与空气的折射率不同，因而光线在此产生全反射，故房角无法通过角膜看到。只有用前房角镜，通过光线的折射或反射才能看到。

前房角有非常重要的功能，它是房水流出的通路，若房角闭塞，就会使房水流出受阻，眼内压力因房水的积聚而升高，最终导致青光眼的发生。

判断前房角的宽窄与开闭对青光眼的诊断、分类、治疗和预防具有重要的意义，因此在青光眼的防治中要用前房角镜检查前房角。若虹膜睫状体有肿瘤时，观察前房角，可以了解虹膜睫状体部位肿瘤的范围及向四周浸润生长的情况。若眼部不小心挫伤时，也要观察前房角，看看房角有无损害及损害的程度。

7. 什么是"眼底"

眼底，顾名思义是指眼睛的底部，也就是眼睛最里面的组织。它包括视网膜、视神经乳头和视网膜中央血管。视网膜就像一架照相机里的感光底片，专门负责感光成像。当我们看东西时，物体的影像通过屈光系统，落在视网膜上，视网膜上的感觉层是由 3 个神经元组成，第一神经元是视细胞层，专司感光，它包括锥细胞和杆细胞。人的视网膜上共有1.1亿～1.3亿个杆细胞，有 600 万～700 万个锥细胞。杆细胞主要在离中心凹较远的视网膜上，而锥细胞则在中心凹

处最多。第二层叫双节细胞,约有 10 到数百个视细胞通过双节细胞与一个神经节细胞相联系,负责联络作用。第三层叫节细胞层,专管传导。视信息在视网膜上形成视觉神经冲动,沿视路将视信息传递到视中枢形成视觉,这样在我们的头脑中建立起图像。视网膜是一层透明薄膜,因脉络膜和色素上皮细胞的关系,使眼底呈均匀的橘红色。后界位于视乳头(视盘)周围,前界位于锯齿缘,其外面紧邻脉络膜,内面紧贴玻璃体。组织学上将视网膜分为 10 层,由外向内分别为:色素上皮层,视锥、视杆细胞层,外界膜,外颗粒层,外丛状层,内颗粒层,内丛状层,神经节细胞层,神经纤维层,内界膜。视网膜后极部有一直径约 2 毫米的浅漏斗状小凹陷区,称为黄斑,这是由于该区含有丰富的叶黄素而得名。其中央有一小凹为黄斑中心凹,黄斑区无血管,但因色素上皮细胞中含有较多色素,因此在检眼镜下颜色较暗,中心凹处可见反光点,称为中心凹反射,它是视网膜上视觉最敏锐的部位。因此,如果眼底有疾病的话,将对视觉有很大的影响,表现为视力下降,视物变形、变色,视大变小。视乳头位于黄斑区颞侧约 3 毫米处,直径约 1.5 毫米,境界清楚,呈淡红色、圆盘状,因此也称为视乳头,视网膜上视觉纤维在此汇集,并于此处穿出眼球向视中枢传递。视乳头中央有一小凹陷区,称为视杯或生理凹陷。视乳头是视神经纤维聚合组成视神经的起始端,它没有视细胞,因而没有视觉,在视野中是生理盲点。视网膜中央血管由视神经乳头进入眼底。因为视神经与脑神经直接相连,当脑组织有疾病时,就会导致视神经发

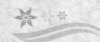

生改变。

网膜中央血管进入眼底后分为颞上、颞下、鼻上、鼻下4支,然后又分为许多小支,动脉较细,呈鲜红色;静脉较粗,呈暗红色,通过血管壁可以看到血柱。平时我们要了解血管组织是不容易的,因为血管被包在肌肉里、皮肤下,而眼底有丰富的血管,眼睛里的角膜、晶状体、玻璃体是透明的,因此可以通过检查眼底来了解全身的血管组织状况,如眼底血管的硬化、出血、渗出、水肿及血管瘤样改变等,都能反映全身某些病变的性质、程度等,因此眼底血管就像是全身血管的一扇窗户(图3)。

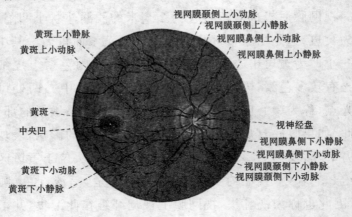

图3　正常眼底

8. 什么是视神经

视神经由特殊躯体感觉纤维组成,传导视觉冲动。由视网膜节细胞的轴突在视神经乳头处会聚,再穿过巩膜而构成视神经。视神经在眶内行向后内,穿视神经管入颅窝,连于视交叉,再经视束连于间脑。由于视神经是在胚胎发生时,间脑向外突出形成视器过程中的一部分,故视神经外面包有由三层脑膜延续而来的三层被膜,脑蛛网膜下隙也随之延续到视神经周围。视神经是中枢神经系统的一部分。视网膜所得到的视觉信息,经视神经传送到大脑。视神经是指从视乳头起,至视交叉前角止的这段神经,全长为42~47毫米。包括眼内段:视乳头到巩膜筛板,长约1毫米;眶内段:巩膜后孔至视神经管眶口,为25~33毫米;管内段:视神经经过视神经管的部分,为6~7毫米;颅内段:视神经入颅腔到视交叉的部分,为10~12毫米。

视神经其纤维始于视网膜的节细胞。节细胞的轴突于视网膜后部汇成视神经乳头后穿过巩膜,构成视神经。视神经于眶内行向后内,经视神经管入颅中窝,连于视交叉,再经视束止于外侧膝状体,传导视觉冲动。视神经外面包有三层被膜,分别与相应的三层脑膜相延续。因此,蛛网膜下隙也随之延伸到视神经周围,故在颅内压增高时,常出现视神经乳头(视神经盘)水肿等症。

由视网膜神经节细胞的轴突汇集而成。从视乳头开始后穿过脉络膜及巩膜筛板出眼球,经视神经管进入颅内至视交叉前角止,全长为42~47毫米。可分为球内段、眶内段、管内段和颅内段4部分。

(1)球内段:由视乳头起到巩膜脉络膜管为止,包括视乳头和筛板部分,长约 1 毫米,是整个视路中唯一可用肉眼看到的部分。神经纤维无髓鞘,但穿过筛板以后则有髓鞘。由于视神经纤维通过筛板时高度拥挤,临床上容易出现视乳头淤血、水肿。

(2)眶内段:系从眼球至视神经管的眶口部分。全长为25～35 毫米,在眶内呈"S"状弯曲,以保证眼球转动自如不受牵制。

(3)管内段:为通过骨性视神经管部分,长约 6 毫米。本段视神经与蝶窦、后组筛窦等毗邻,关系密切。由于处于骨管紧密围绕之中,当头部外伤、骨折等可导致此段视神经严重损伤,称为管内段视神经损伤。

(4)颅内段:此段指颅腔入口到视交叉部分,长约 10 毫米。两侧视神经越向后,越向中央接近,最后进入视交叉前部的左右两侧角。

视神经的外面有神经鞘膜包裹,是由三层脑膜(硬脑膜、蛛网膜、软脑膜)延续而来。硬脑膜下与蛛网膜下间隙前端是盲端,止于眼球后面,鞘膜间隙与大脑同名间隙相同,其中充有脑脊液。临床上,颅内压增高时常可引起视乳头水肿,而眶深部感染也能累及视神经周围的间隙而扩散到颅内。

视神经的血液供应:眼内段,视乳头表面的神经纤维层,由视网膜中央动脉来的毛细血管供应,而视乳头筛板及筛板前的血供,则由来自睫状后动脉的分支供应。二者之间有沟通。Zinn-Haller 环,为视乳头周围巩膜内睫状后动脉小分支吻合所成。眶内、管内、颅内段则由视神经中的动脉及颅

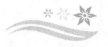

内动脉、软脑膜血管供应。

9. 眼睛是如何看清外界物体的

有人将眼球比作照相机,或者说照相机是模仿眼球制造出来的。照相机的主要部件有镜头、光圈、暗箱、底片和调节装置等,而眼球都具备类似的结构。

(1)角膜相当于镜头,是光线进入眼球的第一道关口。其直径约为 11.5 毫米,占眼球表面积的 1/6,俗称黑眼珠。其实他透明无瑕,只是由于眼球壁的其他部分好像照相机的暗箱,当人们通过这层透明组织看黝黑的眼内时,才产生黑的感觉。角膜上皮层有十分敏感的感觉神经末梢,但对冷觉不敏感,因此有"不怕冷的大将军"之说。如果角膜上皮受损,一般 24 小时内可不留痕迹地愈合;如果角膜受损严重则愈合后留下瘢痕,严重的呈瓷白色,好似镜头上的霉斑,影响视力。

(2)晶状体相当于全自动变焦镜头,位于瞳孔虹膜后面,呈双凸透镜。正常人既能看近又能看远全依赖于晶状体的调节。看远时睫状肌放松悬韧带绷紧,晶状体变扁平,折光力减少;看近时睫状肌收缩悬韧带放松,晶状体依靠其本身弹性变凸,折光力增加。通过如此调节使光线能聚焦在视网膜黄斑上。如果通过调节光线不能聚焦在视网膜上就存在屈光不正。光线聚焦在视网膜之前称为近视眼,聚焦在视网膜之后称为远视眼,不能聚焦在一个点称为散光眼。如果晶状体的调节功能失调,如年老时晶状体不能变凸称为老视,即老花眼;如果晶状体变混浊就称为白内障。晶状体除肩负眼的透光、屈光、屈光力调节等重任外,还常常不惜冒着自身变为白内障的风险,吸收紫外线以保护视网膜。

(3)瞳孔相当于光圈,俗称瞳仁。婴儿和老年人瞳孔较小。外面光线强的时候瞳孔缩小,光线弱的时候瞳孔变大,从而使眼睛里接受的光线总是恰到好处。一旦失调则曝光不当。

(4)虹膜相当于光圈叶片,通过支配眼内肌来调整瞳孔(光圈)的大小。如果光线过强,虹膜内瞳孔括约肌收缩,则瞳孔缩小;如果光线变弱,虹膜开大肌收缩,则瞳孔变大。根据虹膜内色素的不同,虹膜呈现不同的颜色。白种人虹膜色素较少,呈灰蓝色;黄种人色素较多,呈棕黄色;黑种人色素最多,呈黑色。

(5)视网膜相当于胶卷,起感光的作用。感光最敏锐的那部分称为黄斑。虽然视网膜很薄,结构却很复杂,分为10层。感光的细胞主要是视锥细胞和视杆细胞。视锥细胞主要负责明视觉和色觉,视杆细胞主要负责暗视觉。视网膜将所得到的视觉信息,经视神经传送到大脑。

(6)脉络膜相当于照相机的暗箱,其含有丰富的色素,起遮光、暗房作用。脉络膜主要由血管组成,因此兼有营养眼球的责任。

(7)巩膜俗称"眼白",相当于相机壳,对眼球的内部结构起保护作用。巩膜呈白色不透明,厚约1毫米,占据整个眼球后面约5/6的范围。

眼睛的工作过程大致是这样的,自然界各种物体在光线的照射下反射出明暗不同的光线,这些光线通过角膜、晶状体等结构的折射作用,聚焦在视网膜上,视网膜上的感光细胞产生一系列的电化学变化,将光刺激转化成为神经冲动,通过视觉通路传导至大脑的视觉中枢,完成视觉功能。在上述过程中,瞳孔可调节进入眼球内的光线;晶状体也通过调节作用,保证光线准确地聚焦在视网膜上,从而获得一个完整清晰的物像。由此可见,眼睛完成一次视觉动作,是一个复杂、精细的过程,其中任一细节出现障碍,就无法获得正确的"照片"了。

10. 视力和视功能是一回事儿吗

"视力",简单说就是人们看清视物的能力,视力的好坏是以看清视物的远近来评判的,视力好的有 1.5,2.0,差的有 0.1、眼前数指、光感(也就是看不清事物而只能感受光的存在)。影响视力的因素很多,眼部炎症可以造成视力下降(沙眼、红眼病等);外伤也可以造成视力下降;晶状体混浊、玻璃体混浊、视网膜的病变等疾病也可以引起视力的下降。但大部分青少年学生的视力下降多与近距离用眼疲劳有关,多是调节障碍和最终引起的器质性病变(也就是眼球的前后径发生了改变,眼睛外突)。

视功能(如视力、视野等)是外界物体通过视觉器官反映到大脑皮质视觉中枢后的综合感觉,即光刺激-感觉-知觉。是从器官水平上描述眼及视觉系统的功能情况。视功能常能以定量方式进行评估或测量,视功能无法通过训练而得以提高。

由此可见,视力和视功能并不是一回事儿。

11. 什么是视野和视野缺损

视野是指眼向前方固视时所见的空间范围。相对于视力的中心视敏锐度而言,它反映了周边视力。中心视敏锐度反映的是视网膜黄斑部注视点的视力,周边视力反映的是视网膜黄斑部注视点以外的视力。视网膜的视敏感度以黄斑中心凹为最高,距黄斑部越远则敏感度越低。其岛形视野的顶峰相当于最敏感的黄斑中心注视点,这个岛的鼻侧较颞侧陡峭,上方比下方的稍陡峭。一般将视野分为 3 个区域,10°以内称为中心视野;10°～25°称为中间视野;25°以外为周边视野。视野内的景物在眼底视网膜上的投射方位正好是相反的,即视野上部的景物,投影在下方视网膜上,颞侧视野的景物,投影在鼻侧视网膜上,余此类推。

正常视野必须具有两个特点:

(1)视野的绝对边界达到一定范围,以白色光视标为例:单眼上方约至 60°,下方略超过 70°,鼻侧约至 70°,颞侧可达100°,蓝、红、绿色视标依次递减 10°左右。

(2)全视野范围内各部位的光敏感度均正常,即除外生理盲点外,正常视野内不应有光敏感度下降区或暗点。正常视野光敏感度以中心固视点最高,随偏心的增加而逐渐下降。

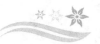

当青光眼视网膜神经节细胞开始丧失时,视网膜光敏感度就开始出现下降表现,节细胞丧失 20%,平均光敏感度可下降 5dB,当节细胞丧失量达到 50% 时,才出现特征性视野缺损。同时视乳头边缘血流灌注的状况和相对区域的视野缺损情况是一致的。

早在 20 世纪 80 年代以前,自动视野计尚未出现,根据动态视野计的定性指标,将青光眼视野缺损分为早、中、晚三期:早期,视野改变包括旁中心暗点、鼻侧阶梯、颞侧楔形缺损;中期,视野改变包括弓形暗点、环形暗点、鼻侧象限性缺损;晚期,视野改变为管状视野和(或)颞侧视岛。

12. 什么是生理盲点和病理暗点

(1)生理盲点:与无光感细胞的视乳头对应,在视野注视点颞侧 10°～15° 有一处看不见的区域,称为生理盲点。生理盲点在视岛上表现为一垂直深洞。管状视野或中央视岛(Tubular Vision or Central Island):视野极度向心性缩小,仅残存中心 5°～10° 范围的视野。扇形或楔形缺损(Wedge-Shaped Depression):视野缺损的边界大致沿视野图的两个径线走行,缺损区呈扇形,尖端指向生理盲点,主要见于颞侧视野缺损。象限性缺损(Quadrantanopia):也称象限性偏盲,缺损两个边界分别为一垂直径线和一水平径线,即缺损范围占据视野的一个象限。偏盲(Hemianopia)视野缺损以或垂直径线为界者为偏盲。偏盲可分为垂直性偏盲(缺损以垂直径线为界,多见于视交叉及视交叉以后视路损害);水平

性偏盲（缺损以水平径线为界，也称为"半盲"，见于神经前纤维束性视野缺损）；同侧性偏盲（双眼右侧或双眼左侧）；异侧性偏盲（双颞侧或双鼻侧）。黄斑回避（Macular Sparing）：主要见于垂直性偏盲，盲侧和可见侧之间的分界线在通过注视点时，避开注视区，在中央保留一个约5°的视野。黄斑回避的存在提示损害位于视放线。

（2）暗点（Scotoma）：是指视野内的异常视觉减退区或视觉消失区，即该区域与四周相邻区域比较，光敏感度下降。除了生理盲点和血管暗点以外，视野中所有暗点都属异常。中心暗点（Central Scotoma）：覆盖注视点的暗点。伴有视力减退。表明病变累及视网膜的黄斑中心凹或视神经的黄斑纤维束。盲中心暗点（Centrocecal Scotoma）：覆盖生理盲点的中心暗点，提示视乳头黄斑纤维束损害。旁中心暗点（Paracentral Scotoma）：一般指中心5°以外，25°以内的暗点，多见于弓形视网膜神经纤维束损害。弓形暗点（Arcuate Scotoma，Bjerrum Scotoma）：指围绕注视点上方或下方的弧形暗点。环形暗点（Ring Scotoma）：指上、下方弓形暗点对接成环，将视野可见区分隔为中心区和相对暗点（Relative Scotoma）：指增加光标刺激强度暗点即消失者。绝对暗点（Absolute Scotoma）：指增加光标至最大亮度仍不可见，生理盲点即为典型的绝对暗点。交界性暗点（Junctional Scotoma）：是由一侧视神经与视交叉交界处损害所引起，表现为同侧中心暗点和对侧颞上象限性偏盲。中心偏盲性暗点（Central Hemianopic Scotoma）：指具有偏盲性质的中心暗

点,暗点限于中心区的一半,不超过垂直径或水平径线。

13. 眼压是怎么回事

眼压就是眼球内部的压力,简称为眼压。它是眼内容物对眼球壁施加的均衡压力。正常人的眼压稳定在一定范围内,以维持眼球的正常形态,同时保证了屈光间质发挥最大的光学性能。正常眼压的范围为 1.47～2.79 千帕(11～21 毫米汞柱)。眼内容物有房水、晶状体、玻璃体,但对眼压影响最大的是房水。房水的总量为 0.13～0.3 毫升,其主要成分是水,此外还有蛋白质、电解质、抗坏血酸、乳酸、葡萄糖、脂类、酶类等,pH 值为 7.3～7.5。房水是由睫状体中睫状突产生的,然后进入后房,并经瞳孔流入前房,再经前房角排出。在一般情况下,房水的产生和排出保持着一种动态平衡,即在一定时间内,产生的房水和排出的房水的量是相等的。如果房水的排出通道受阻碍,或因某种原因使房水产生的量增加,都可导致房水的蓄积,使眼压升高。若房水产生的量过少,房水的蓄积达不到一定量,眼压就会过低。

眼压的检测方法主要有指测眼压法和眼压计测量法。指测法是令患者双眼自然向下看,检查者以两食指尖由睑板上缘之上方轻触眼球,其余各指置于患者的前额部作支持,两食指尖交替轻压,根据传达到指尖的波动感,估计眼球压力的高低。一般正常为 Tn,眼压高为 T＋1、2、3,眼压低为 T－1、2、3。眼压计测量法,分为压陷式和压平式两种。Schiotz 压陷式眼压计为临床常用,它是以一定重量的砝码压陷角膜中央部,以测量眼压。电眼压计是根据 Schiotz 标准眼压计规格制成的,它与自动电流计记录系统相连接,可做眼压描记。压平式眼压计是以一定的重量压平角膜,根据所压平的角膜面积测量眼压,或以可变的重量压平一定的角膜,根据所需的重量来测定眼压。眼内压与施加的外力成正比,与压平的角膜面积成反比。压平式眼压计有 Goldman 与非接触眼压计(NCT)。眼压描记是测量活体眼的房水流畅系数(C 值)和房水生成率(F 值)的一种方法。当按摩眼球或在眼球上施加压力后,可使正常眼的房水排出加快,眼压下降,而青光眼测眼压很少下降或完全不下降。检查青光眼还需做眼压日曲线,了解一天内的眼压波动状况。方法为24 小时内。大致时间为 5、7、10、14、19、22 时。

14. 眼压高就一定是青光眼吗

正常眼压对维持眼睛的视功能具有重要意义,但每个人的正常眼压水平并非一致。我国正常人眼压为 10～21 毫米汞柱,该眼压正常值是通过大量人群调查,并经统计学处理而得出的,具有普遍性和代表性。这表明绝大多数正常人的眼压在这个正常值范围以内不会引起视功能损害,但眼压升高超过这个正常值后,绝大多数人很可能会导致视功能损害,就有可能是青光眼。但是,每个人的视神经对眼压的耐受力不同。其中有少数人,他们的眼压始终在正常范围,但却出现了典型的青光眼性视功能损害,临床称之为正常眼压性青光眼。相反,另有一部分人,他们的眼压超过正常值,甚

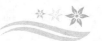

至达到 30 毫米汞柱,但经过多年密切观察,视功能却毫无损害,因而不能诊断为青光眼,这种情况被称为高眼压症。因此,高眼压症并不是青光眼。

可见,不能单凭眼压偏高就确定是否患有青光眼,同时还要伴有由于眼压高引起的视功能损害。对于大多数青光眼,眼压升高和视神经的损害并不是同时出现。眼压偏高也可能是青光眼的一个早期症状,在相当一段时间内视功能无明显损害,此时很难将青光眼与高眼压症区别开来。有资料表明,在最初诊断为高眼压症的患者中,经过 5～10 年的观察,结果有 10% 的患者成为青光眼,由此说明,判断是高眼压症还是青光眼,还要经过时间的考验。因此,当面临着一个单纯眼压升高的体征时,应做青光眼的排除检查和长期随访观察,以免贻误病情和治疗。

总之,对于眼压偏高而视功能正常的人,不能产生麻痹大意思想,要做到长期定期随诊观察。

(1)高眼压症的诊断标准

1)未用任何药物,反复测量眼压≥21 毫米汞柱(2.79 千帕)。

2)眼底检查正常。

3)视野检查正常。

4)房角开放。

5)眼压描记 C 值正常。

6)眼底照相未见有视神经纤维层损害。

此外,许多年轻人有时会觉得自己眼睛有轻微的胀痛,出现短暂的视物模糊和视疲劳。专家提醒,一旦发现自己有眼胀、头痛、虹视及视物模糊等不正常现象,必须及时到医院检查。

青光眼作为一种不可逆的致盲眼病,通常被称为"盗取视力的小偷",在疾病初期仅视力下降容易误认为是近视,因为没有症状而被忽视。只有当疾病进展到晚期,视野缺损才引起患者可以察觉的症状,此时已在人眼非常重要的部位引起无可挽回的视觉丧失。临床上,早期高达90%的患者并不知道自己患有青光眼。

研究显示,近视眼、糖尿病、高眼压患者,以及有青光眼家族史者都是开角型青光眼的高发人群。专家提醒市民,开角型青光眼是中青年最常见的类型,也是青光眼中发病最隐匿、最不易被发现的一种。

开角型青光眼的特点是:病情进展缓慢,眼压逐渐升高,多无明显自觉症状,因此不易早期发现,就如同一个隐匿的杀手,尤其对长期视疲劳的年轻白领具有更大的危险性。如果出现打高尔夫球或网球的时候找不到球,上街走路容易被人撞倒或撞上别人,有时甚至连从自己身边走过的人都看不见,即使阅读或工作才开始没多久也容易视疲劳,以及长期感觉视疲劳等症状时,尤其应引起警惕,并及时到专业医院就诊。

(2)如何及早发现青光眼

1)头痛。头痛往往是青光眼病人的首发症状。但不同于一般性的头痛可用镇静、镇痛药缓解。因为青光眼性的头痛是由于眼压升高压迫眼球组织而产生的,只有在眼压下降后头痛才可减轻或消除。青光眼头痛往往还伴有眼眶、鼻根胀痛,单眼引起的头痛还可表现为剧烈的偏头痛。

2)恶心呕吐。胃肠道疾病引起的恶心呕吐也是很常见的,但还常伴有腹痛或大便次数改变等症状,用止呕、镇痛药物后多可缓解,这是可以鉴别的。而青光眼病发作时的恶心呕吐只有在眼压下降时才会减轻或消除。有时呕吐后眼压反可下降,出现一时性好转,但眼压仍高,虹视、头痛也都还存在。青光眼是一种引起视神经损害的疾病。视神经由很多神经纤维组成,当眼内压增高时,可导致神经纤维损害,引起视野缺损。早期轻微的视野缺损通常难以发现,如视神经严重受损,可导致失明。尽早地进行青光眼的检查、诊断和治疗是防止视神经损害和失明的关键。

15. 眼压不高就不是青光眼吗

眼压不高,不一定就不是青光眼。这里我们要引入一个概念,"正常眼压性青光眼",是具有典型的青光眼性视乳头损害和视野缺损,房角开放,而眼压始终在统计学正常范围内的一种青光眼。此种青光眼多无自觉症状,多见于 40 岁以上者,女性多于男性,单眼或双眼发病。本病的致病因素复杂,目前尚不了解其确切病因,可能是由于视乳头的组织结构差异,对眼压或缺血特别敏感而容易造成视乳头损害及相应的视野缺损。本病目前尚无根治方法,但可用药物或手术治疗控制或减缓病情发展。

（1）临床表现

1）多无自觉症状，晚期当视野呈管状时，可出现行动不便和夜盲等症状。

2）青光眼性视乳头病理凹陷和萎缩，往往苍白比凹陷更为显著。

3）青光眼性视野缺损。早期即可在注视区 5°范围内出现视野缺损。

4）矫正眼压在正常值范围内。

5）前房角开放。

6）部分患者血压低。

（2）诊断依据

1）具有典型的原发性开角青光眼性视乳头损害和视野缺损。

2）未经治疗的基础眼压包括昼夜眼压值在统计学正常范围内。

3）前房角开放。

4）排除其他原因如颅内疾病、颈内动脉硬化、急性大失血等所致的视乳头凹陷扩大和视野缺损。

（3）治疗原则

1）用药物或手术降低眼压，将眼压降至正常低值或正常值以下。

2）提高视乳头血管的灌注压和改善视神经营养。

3）治疗全身性有关疾病，如心血管疾病，贫血或其他方面的异常，低血压等。

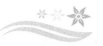

（4）疗效评价

1）治愈。眼压控制在较低水平,视功能未再继续损害或略有改善。

2）好转。眼压控制在基压水平以下,视功能无明显减退。

3）未愈。眼压在基压水平,视功能继续恶化,或手术发生严重并发症致视功能明显减退或失明。

本病是一种眼压正常的开角型青光眼。致病因素复杂,其确切病因目前尚不清楚。许多研究表明该病与全身性心血管疾病、低血压、贫血或其他血液方面的异常有关。由于该病多无自觉症状,所以不易早期发现。对于有上述全身性疾病的患者,尤其是具有可疑青光眼性视乳头改变者,应警惕存在本病之可能,及早做进一步检查,以便及时确定诊断。本病目前尚无根治方法,但可用药物或手术治疗控制或减缓病情发展。对于该病的患者,不管采取何种治疗方法,都需终身定期就诊观察,并应同时治疗有关的全身性疾病。

青光眼是危害视力的常见疾病,如果可以早期治疗,能减小疾病对眼部的损害。有关报道称,目前有一种新的早期诊断青光眼的方法,对青光眼患者带来了福音。这种早期诊断青光眼的方法叫"运动察觉测试"。诊断过程很简单,只需要一台笔记本电脑。患者戴上眼罩,在医生的指导下,用鼠标点击灰色屏幕上不时出现的 32 条白线。整个过程结束后,医生会帮助患者详细分析病情,做出具有针对性的治疗方案。

青光眼是一种前行性疑难眼病,通常患者在早期很难发现,不知不觉中出现周边视野缩小的症状。专家认为,由于青光眼具有早期症状不明显、晚期治疗效果差的特点,因此患者应定期到医院检查,最好每年检查一次。发现眼胀、鼻根酸、视力下降,这是青光眼的常见症状,应及时就诊,在年龄大于 65 岁的群体中,青光眼发病率可达 4%～7%。

16. 房水是什么

房水是充满前后房的透明液体,是由睫状体的无色素上皮分泌产生。房水的生成通过 4 种机制作用:扩散、透析、超滤和分泌。它提供角膜后部、晶状体和小梁网代谢所需要的物质,同时参与组成屈光间质,其屈光指数与泪液近似。房水生成后进入后房,经瞳孔流入前房,然后主要通过小梁网,经 Schlemm 管进入深部的巩膜静脉丛离开眼球。在正常情况下,房水在瞳孔处由后房流向前房仅有很小的阻力,这种阻力随着虹膜、晶状体之间相对位置的靠近而增加。房水排出阻力最大的部位是在小梁网靠近 Schlemm 管处(邻管区)。约 20%的房水经由葡萄膜小梁网、睫状体前表面及虹膜根部渗入睫状肌,沿着睫状肌束间隙到达睫状体上腔和脉络膜上腔,即为所谓的葡萄膜巩膜通道。少量房水可以与玻璃体进行交换,然后经视网膜色素上皮、脉络膜和巩膜向外引流或通过脉络膜视网膜表面血管进行吸收。也可有少量房水自虹膜前表面和角膜排出。

睫状体产生房水的速率、房水通过前房角和葡萄膜巩膜

通道阻力三者的关系共同决定了眼内压。人的前房水量为0.2~0.25毫升，后房水量约为0.06毫升。房水每分钟生成2~3微升，约为前房容积的1%，房水大约每1.5小时更新一次。

房水产生的眼内压可以帮助维持稳定的眼前部和眼内部结构排列，同时维持角膜透明和正常的半球形态。房水也是重要的屈光间质之一，屈光指数为1.336，房水几乎不含蛋白、细胞，以保证光线不会在房水中产生折射现象。房水携带氧气和营养物质供给晶状体、虹膜和角膜，同时带走它们的白内障手术代谢产物。房水中的抗坏血酸等物质还可保护眼前节，减少由光辐射造成的组织损害。

连续型虹膜血管（特别是内皮细胞间连续性紧密连接的毛细血管）及睫状体无色素上皮细胞之间的闭锁小带结构共同构成血-房水屏障（blood aqueous barrier），是血-眼屏障的一部分。正常情况下，血-房水屏障允许脂溶性物质，如氧、二氧化碳通过，但限制大的水溶性离子、蛋白质及其他大的或中等的分子通过。血-房水屏障的存在，使房水中蛋白质和抗体成分少于血液，而维生素C、乳酸等有机酸含量则高于血液。血-房水屏障受到破坏时，房水成分与血浆成分接近。

17. 什么是婴幼儿性青光眼

一般将0~3岁青光眼患儿归为此类，是由于胚胎时期发育障碍，使房角结构先天异常或残留胚胎组织形成的。一

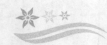

般是双眼性病变,但却不一定同时起病。

婴幼儿青光眼的症状:婴幼儿青光眼常常会引起进行性眼球扩大,角膜和前房角永久性改变,角巩膜缘扩大,巩膜变薄。这些变化基本上是不可逆转的,轻度外伤即可使眼球出血或眼球破裂,眼内容脱出。有的病例角巩膜缘环增大导致虹膜萎缩、晶状体不全脱位或全脱位、白内障等病变。长期眼压增高使视神经趋于萎缩,导致患者失明。角膜扩大、眼球扩大,其原因是新生儿眼球的角膜及巩膜还不足以抵抗眼压增高。这种变化包括角膜、前房角、巩膜、视神经、巩膜管及筛板等组织的延伸。泪溢、畏光及眼睑痉挛。多数患儿有典型的泪溢、畏光及眼睑痉挛三联征。溢泪及畏光是由于角膜水肿所致。严重者在一般光线下即表现畏光,强光下患儿的面部隐藏在母亲怀中,以避免因畏光而致的眼痛。在婴幼儿及幼年儿童,上述的任何一个症状就应高度怀疑青光眼的可能。三联征的出现可先于角膜直径扩大(大角膜、眼球扩大,后弹力层破裂,角膜水肿及视神经乳头发生改变之前)。视神经乳头凹陷:原发性婴幼儿型青光眼的视神经改变与成人青光眼不同,视乳头凹陷可在婴幼儿患者中迅速发生,且可能随眼压正常化而逆转。临床表现为出生后眼球明显突出,颇似牛的眼睛,故称"牛眼",尚有畏光、流泪、喜揉眼、眼睑痉挛,角膜混浊不清、易激动哭闹、饮食差或呕吐、汗多等症状。此型的预后关键在于及时正确诊断,因小儿眼球壁正处于发育阶段,查眼压可能正常,而需要眼底检查。

婴幼儿型青光眼一经确诊应手术治疗。术式如前房角

切开术,小梁切开术,联合抗代谢药物的应用等,术后有弱视者矫正弱视,术后要 3～6 个月在基础麻醉下监测眼压、角膜直径、C/D 值,眼轴长度及屈光状态。

18. 什么是青少年性青光眼

青少年性青光眼是指 6 岁以后到 30 岁之前发病的先天性青光眼,是由于胚胎期前房角发育异常所引起,属遗传性疾病。男性多于女性。多为双眼发病,单眼发病者 25%～30%。本病发病隐蔽,进展缓慢,其临床表现、发展过程、治疗原则及预后与原发性开角型青光眼相似。

(1)症状体征

1)多无自觉症状。晚期可因视野小而出现行动不便及夜盲等症状。

2)眼压高且波动大。

3)常伴有近视,且近视进行较快。

4)类似原发性开角青光眼的视乳头及视野改变。

5)房角开放,个别病例有较多的虹膜突。

(2)诊断依据

1)眼压高,或昼夜眼压差≥1.0 千帕。

2)视乳头 C/D(垂直)≥0.6 或两眼 C/D 之差＞0.2,或视网膜神经纤维层缺损。

3)青光眼性视野缺损。

4)眼压高时房角全部开放。以上第二及第三项有其中一项便可。

（3）检查内容

1）图形视网膜电图（PERG）。早期患者即出现波幅降低。

2）图形视诱发电位（PVEP）。早期患者可出现波幅降低，潜伏期延长。

3）色觉检查（FM-100 色彩分辨力检查）。早期患者常有蓝-黄色觉障碍。

4）对比敏感度检查（CST）。患者对比敏感度阈值升高，敏感度降低。

5）眼底荧光血管造影（FFA）。患者视乳头普遍性低荧光或局限性充盈缺损，常见于上下极近边缘处。

（4）治疗原则

1）先用药物治疗，若药物治疗眼压不能控制或视功能、视神经损害继续恶化者，需采取镭射或手术治疗。

2）先用低浓度后高浓度的药液滴眼，滴药次数先少再酌情增多，保证在 24 小时内均有药效维持。

3）长期应用抗青光眼药物，若出现药效降低时，可改用其他药物或联合用药。

4）应用改善血液循环及神经营养药物，以帮助保护或改善视功能。

（5）疗效评价

1）治愈。经药物治疗或手术后，眼压及 24 小时眼压波动均控制在正常范围，视野及视神经无进一步损害。

2）好转。经药物治疗或手术后，眼压降低，但术后需加

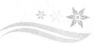

用药物,眼压及24小时眼压波动接近正常,视野及神经损害无明显增加。

3)未愈。经药物治疗或手术后联合用药,眼压仍高,视野及视神经损害进一步增加,或手术发生严重并发症致视功能明显减退或失明。

青少年性青光眼是一种具有遗传性的青少年常见致盲眼病之一。由于其发病隐蔽,进展缓慢,大多无任何自觉症状,故不易早期发现,所以必须对此病提高警惕,以便早期发现。高眼压可使眼球持续伸张而加重近视,所以在青少年中,如果出现近视程度发展较快时,应警惕可能有青光眼存在,尤其是有青光眼家族史者的孩子。本病目前尚无根治的方法,但可用药物或手术治疗控制病情发展,所以早期诊断、早期合理的治疗,以及患者对治疗的配合,对保护患者的视功能,防止盲目极为重要。同时,患者及其家长应理解,药物或一两次手术治疗并不能使所有病人都能获得满意的效果,况且有些病人经治疗后眼压被控制在正常范围,而视功能及视神经的损害仍在继续进展,所以患者需终身定期就诊观察。

19. 原发性青光眼有哪些类型

原发性青光眼是最常见的青光眼,主要分为闭角型青光眼和开角型青光眼两种类型。

(1)闭角型青光眼包括:急性闭角型青光眼和慢性闭角型青光眼。闭角或者窄角型青光眼,虹膜机械阻塞眼内房水排出通道,这类青光眼常常会急性发作,当急性发作时需要急诊紧急处理。许多闭角型青光眼可以在常规的眼部体检时发现,用激光虹膜周围切除可以有效地防止其急性发作。

(2)开角型青光眼包括:慢性单纯性青光眼、正常眼压性青光眼。开角型青光眼主要是由于正常眼内的房水排出通道(小梁网)病变使房水排出功能下降而致眼压升高。开角型青光眼常常进展缓慢,而且在没有任何症状的情况下视力会永久性丧失。

20. 急性闭角型青光眼是怎么回事

急性闭角型青光眼是一种以眼压急剧升高并伴有相应症状和眼前节组织改变为特征的眼病,伴有或不伴有青光眼性视乳头改变和视野损害。多见于 50 岁以上的妇女,男女发病比例为 1:2,多为双眼同时或先后发病,与遗传因素有关。

(1)急性闭角型青光眼的临床表现

1)临床前期。当一眼急性发作被确诊后,另一眼虽无发作史和任何症状,但具有浅前房和窄房角,则该眼应诊断为急性闭角型青光眼临床前期;或有本病的家族史,又具有前房浅、房角窄、虹膜膨隆等局部解剖因素,激发试验阳性,但无青光眼发作史者,也应诊断为本病的临床前期。

2)先兆期。表现为一过性或反复多次的小发作。发作时患眼突感虹视、雾视,可伴同侧鼻根部酸胀,或有患侧额部疼痛。这些症状多在傍晚时分出现,但历时短暂,休息后自

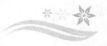

行缓解或消失。

3)急性发作期。起病急,自觉患眼剧烈胀痛,甚至眼胀欲脱,同侧头痛,视力急剧下降,甚至仅存眼前数指或光感,伴恶心呕吐等全身症状。体征有眼睑水肿,球结膜睫状充血或混合充血、水肿;角膜上皮水肿,裂隙灯显微镜下上皮呈小水珠状,角膜后有色素沉着周边部前房几乎完全消失。

4)间歇期。在小发作或急性大发作后经药物治疗或自行缓解,房角重新开放或大部分开放,小梁组织尚未遭受严重损害,不用药或仅用少量缩瞳药物即可使眼压恢复正常,使病情得到暂时缓解。

5)慢性期。急性大发作或反复小发作后,房角已发生广泛粘连(常＞180°),小梁网功能已遭受严重损害者,属慢性期。此期病情呈慢性进展。在早期似有轻度眼胀痛等症状;晚期病情发展到一定阶段时,视乳头逐渐出现青光眼性病理凹陷和萎缩,视野也出现与开角型青光眼相似的视野缺损。视野缺损逐渐进展,最后完全失明而进入绝对期。

6)绝对期。持续性高眼压,视力完全丧失的晚期病例。由于长期高眼压,患者已能耐受,故自觉症状常不明显,仅有轻度眼胀、头痛,若眼压过高或角膜变性则可有剧烈眼痛、头痛。

(2)急性闭角型青光眼的手术治疗原则:急性前房角关闭发作时,应给予局部和全身降眼压药物治疗,迅速降低眼压。若眼压无法控制或无下降趋势,可在手术前急诊进行前房穿刺术以降低眼压,或者在手术中采取必要的降低眼压措施。

1）周边虹膜切除术的手术适应证。急性或慢性前房角关闭、前房角粘连闭合范围累计＜180°、无视乳头改变和视野损害者，可选择激光或手术方式行周边虹膜切开或切除术。

2）滤过性手术的适应证。急性或慢性前房角关闭、前房角粘连闭合范围＞180°、药物无法控制的眼压或视神经损伤较重者，应选择滤过性手术，推荐复合式小梁切除术。对于房角关闭＞180°但仍有部分开放区，眼压升高，行滤过手术具有严重并发症风险的患者，可采取激光周边虹膜切开术；术后眼压仍高的患者可采用药物治疗。原发性急性或慢性闭角型青光眼尚无任何青光眼体征的对侧眼，存在前房角关闭的可能时，应采用激光或手术方式行预防性周边虹膜切开或切除术。如存在非瞳孔阻滞因素，可进行激光周边虹膜成形术。

3）滤过性手术联合白内障手术的手术指征。符合滤过性手术指征的白内障患者，白内障手术指征参照白内障手术适应证。

4）单纯白内障手术的指征。符合白内障手术指征又需要做虹膜周边切除术的青光眼患者，可采用单纯白内障摘除术来治疗。

21. 慢性闭角型青光眼是怎么回事

慢性闭角型青光眼是原发性青光眼的一种，大都是双眼。慢性闭角型青光眼大都具有反复发作的病史，也有无自觉症状而慢慢发展起来的。高眼压、视乳头萎缩和凹陷、视野缺损及视力下降是本病的主要体征。慢性闭角型青光眼多为双眼发病可先后发生且具有家族遗传史，与遗传有关。原发性慢性闭角型青光眼分为早期、进展期和晚期。完全失明的患眼为绝对期。

（1）病理病因：可发生于成年人的各年龄组，无明显性别差异。眼局部解剖特点与急性闭角型青光眼相似。情绪紊乱，过度疲劳，可为眼压升高的诱因。

1）内因（解剖及生理方面的因素）。①解剖结构上正常范围内的变异和遗传上的缺陷。如小眼球小角膜、远视眼、浅前房高褶红膜末卷，使其前房浅房角窄，导致房水排出障碍。②生理性改变。瞳孔阻滞前房浅房角窄，瞳孔中度散大是其重要条件。晶状体随年龄而增长，逐步紧贴瞳孔缘，使虹膜与晶状体之间形成瞳孔阻滞致后房压力高于前房压力，加上角膜巩膜弹性减弱，对压力骤增无代偿能力因而推周边虹膜向前，虹膜膨隆闭塞房角，致眼压增高。

2）外因：①情绪因素。中枢神经功能紊乱，大脑皮质兴奋抑制失调，间脑眼压调节中枢障碍。血管运动神经紊乱使色素膜充血水肿，交感神经兴奋使瞳孔散大，均可使虹膜根部拥向周边阻塞房角。②滴散瞳药水、暗室试验或看电影、电视时间过长使瞳孔散大，房角受阻而导致眼内压增高。眼压升高后可以引起眼球一系列病理组织方面的改变。急性阶段表现为眼内循环障碍和组织水肿，角膜水肿，虹膜睫状

体充血水肿乃至渗出,球结膜上血管扩张,视网膜血管扩张充血甚至出血。急性闭角型青光眼初期,虹膜基质高度充血和水肿,虹膜根部向前移位和小梁网密切接触,使前房角更窄或完全闭塞。在这期间,前房角仅仅是相互接触,尚未发生机化黏连,急性期征象过后即可解除,如治疗不当或反复发作,使虹膜根部和小梁网长期接触之后,虹膜基质和房角小梁网状结构发生纤维化和变性而产生永久性粘连,闭塞的前房将不再度开放,Schlemm管也因受压而变形房角永久失去房水导流的功能。慢性阶段表现为组织变性或萎缩,如角膜变性引起的大泡性角膜炎,虹膜睫状体的萎缩及色素脱落视网膜,视神经萎缩,以及典型视乳头青光眼杯的形成。

(2)流行病学:慢性闭角型青光眼是亚洲,特别是东亚及东南亚地区主要类型的闭角型青光眼。在我国,慢性闭角型青光眼占原发闭角型青光眼总数的50%以上,发病年龄较急性闭角型青光眼早,男女比例约为1:1,其中双眼发病者占85.2%,单眼者占14.8%,其中有40%的患者在发病过程中无任何症状,仅在偶尔体检中发现严重视功能损害甚至失明,所以它是我国最常见的不可逆性致盲眼病。

(3)疾病分类:多数病人有反复发作的病史。其特点是有不同程度的眼部不适,发作性视蒙与虹视。冬秋发作比夏季多见,多数在傍晚或午后出现症状,经过睡眠或充分休息后,眼压可恢复正常,症状消失。少数人无任何症状。

1)虹膜膨隆型。①反复性间歇性眼压升高和眼痛常伴有轻度充血和虹视。一般无大发作,仅仅小发作,或轻微自

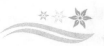

觉症状。②角膜后有少许色素沉着但无青光眼斑,虹膜亦无萎缩现象。③当眼压高至 4.7 千帕(35 毫米汞柱)时房角就有部分关闭。但眼压下降恢复正常时,房角又恢复正常。④激发试验-暗室及暗室俯卧试验阳性。(注:激发试验是对闭角型青光眼患者采用改良的激发试验,即监测短期房角闭合状态,采用明暗光 UBM 或 3 分钟暗适应对房角进行评估),随后以 1 小时的暗室试验判断眼压水平。改良后的闭角型青光眼激发试验以房角关闭及眼压升高两项指标为判断标准,从而决定是否对闭角型青光眼的高危眼进行及时处理。激发试验阳性可作为诊断依据,激发试验阴性不能排除原发性急性闭角型青光眼(PACG)。建议采用 ISGEO 分类、按房角关闭机制分类和临床症状学分类 3 种分类方法相结合的原则指导临床或相关研究。⑤病变晚期眼底及视野相继出现青光眼性改变。

2)高褶虹膜型:①早期无明显症状,眼压呈缓慢性上升。②虹膜根部赘长,房角入口处窄,虹膜表面平坦,中央前房较深而房角较短。③瞳孔散大。④周边虹膜切除术后散瞳可引起发作。⑤晚期有典型青光眼性视野和眼底改变。根据房角的形态又可分为两型:虹膜膨隆型——前房浅房角窄,虹膜膨隆,发作时有眼压升高、虹视、视蒙、头昏眼胀等。反复发作后,基压(系 24 小时的最低眼压)逐渐升高,房角出现周边虹膜前粘连,与角膜背面相粘,高眼压时瞳孔轻度散大。虹膜高褶型是一种无瞳孔阻滞的闭角型青光眼,又称短房角型青光眼。这类病人前房深度正常,瞳孔阻滞不明显,主要由于周边虹膜呈高褶而紧贴到小梁部位,使房水外流受阻。

(4)疾病诊断:虹膜呈高褶状前房中央深,但房角窄。在房角镜下虹膜前表面外观"正常",甚至轻度凹陷状。但其根部赘长可以隆起于房角,形成高原虹膜,故又称根赘性青光眼。当瞳孔扩大后,周边虹膜褶入到窄房角中与小梁接触,关闭房角,阻挡房水流出。但前房角4个象限的改变并不完全一样,各象限的宽窄度有明显的差异,不一致,这是诊断慢性闭角型青光眼的主要依据之一。①发作时常有情绪紊乱、过劳,长时间阅读等诱因,有虹视及雾视、眼胀,休息、睡眠后可自行缓解。②眼前部有轻度或中度睫状充血,有时无充血,房角是广泛性永久的粘连呈闭角或因周边虹膜皱褶靠贴小梁面,使前房浅、前房角窄房角关闭、房水外流受阻。③眼压呈周期性突然升高,单用缩瞳眼药不能使眼压下降,开始发作的间隔时间较长逐渐由于房角粘连而加重,呈经常性持续性高眼压。④眼底在早期无改变,晚期则出现视乳头并没有萎缩为主的青光眼杯。⑤视野损伤和单纯性青光眼表现相似,视力逐渐减退,甚至完全丧失。

(5)并发症:伴有虹膜睫状体炎的继发性青光眼,动性眼球突出症,玻璃体猪囊虫病,白内障,玻璃体混浊,瘢痕性类天疱疮,玻璃体出血,表层巩膜炎,暴露性角膜炎,Behcet′s病,包涵体性结膜炎,春季性结膜炎,春季卡他性结膜炎,蚕蚀性角膜溃疡,钝挫伤,低眼压性青光眼,大泡性角膜病变,单纯疱疹病毒性角膜炎,恶性青光眼,恶性黑色素瘤,酚类中

毒,非炎性单纯性突眼,共同性外斜视,干燥性角结膜炎,巩膜炎,共同性斜视,恒定性外斜视。

(6)疾病鉴别:慢性闭角型青光眼容易与下列疾病相混淆:①急性闭角型青光眼病程迁延或亚临床期的反复发作造成的周边虹膜前粘连。②葡萄膜炎性青光眼伴发的周边虹膜前粘连。③继发于缺血性血管阻塞眼缺血综合征、增殖性糖尿病视网膜病变的房角新生血管退化后产生的周边虹膜前粘连。④手术、外伤或前房积脓造成浅前房,在前房重新形成前造成的周边虹膜前粘连。

(7)临床表现

1)症状。多数病人有反复发作的病史。其特点是有不同程度的眼部不适,发作性视蒙与虹视。冬秋发作比夏季多见,多数在傍晚或午后出现症状,经过睡眠或充分休息后,眼压可恢复正常,症状消失。少数人无任何症状。

2)通常眼局部不充血,前房常较浅。如系虹膜高褶则前房轴心部稍深或正常,而周边部则明显变浅。

3)前房角。病眼均为窄角,在高眼压状态时,前房角部分发生闭塞,部分仍然开放。早期病例,当眼压恢复正常后,房角可以完全开放,但是反复发作后,则出现程度不同的周边虹膜前粘连。晚期房角可以完全闭塞。

4)眼压。病人眼压升高为突然发生。开始一段时间的发作具有明显的时间间隔,晚上仅持续 1～2 小时或数小时,翌日清晨,眼压完全正常,随着病情发展,这种发作性高眼压间隔时间愈来愈短,高眼压持续时间愈来愈长。一般眼压为

5.32～7.98千帕(40～60毫米汞柱),不像急性闭角型青光眼那样突然升得很高。但是在多次发作后,基压就逐渐升高。

5)眼底改变。早期病例眼底完全正常,到了发展期或晚期,则显示程度不等的视网膜神经纤维层缺损,视乳头凹陷扩大及萎缩。

6)视野。早期正常,当眼压持续升高,视神经受损,此时就会出现视野缺损。晚期出现典型的青光眼视野缺损。

(8)疾病检查

1)房角镜检查。作为慢性闭角型青光眼房角检查较为理想的房角镜为四面压陷式房角镜。检查应包括静态检查及动态检查两项内容。静态检查,即对自然状态下的房角宽窄程度进行评价,所以检查时应将人为干扰降低到最低程度;动态检查,采用房角镜压陷手法,通过对角膜的压陷迫使房水流向欲观察的房角处,使该区虹膜膨隆程度减轻,房角可见程度增加,对房角进行评价,内容包括房角深度、宽度、虹膜根部附着点位置及房角关闭范围,以及其他病理改变,如小梁网色素等级。

2)超声生物显微镜检查。采用高频超声生物显微镜可对自然状态及暗室状态下的房角进行非侵入性检查,并可对房角结构作整体定量描述。该技术可使房角检查中的人为干扰因素大大降低。对自然状态下的房角及周边虹膜形态进行实时图像记录并进行定量测量,也可在室内、在弱光下进行暗室房角检查,对评价房角功能关闭及可关闭程度提供较为可靠的手段。另外,由于该项技术能同时对睫状体及后房形态进行实时图像记录,综合房角形态分析,可对房角关闭的可能机制做出分析。

(9)治疗措施:①周边虹膜切除术的手术适应证。前房角关闭、前房角粘连闭合范围累计＜180°、无视乳头改变和视野损害者,可选择激光或手术方式行周边虹膜切开或切除术。②滤过性手术的适应证。前房角关闭、前房角粘连闭合范围＞180°、药物无法控制的眼压或视神经损伤较重者,应选择滤过性手术,推荐复合式小梁切除术。对于前房角关闭＞180°但仍有部分开放区,眼压升高,行滤过手术具有严重并发症风险的患者,可采取激光周边虹膜切开术;术后眼压仍高的患者可采用药物治疗。原发性急性或慢性闭角型青光眼尚无任何青光眼体征的对侧眼,存在前房角关闭的可能时,应采用激光或手术方式行预防性周边虹膜切开或切除术。如存在非瞳孔阻滞因素,可进行激光周边虹膜成形术。③滤过性手术联合白内障手术的手术指征。符合滤过性手术指征的白内障患者,白内障手术指征参照白内障手术适应证。④单纯白内障手术的指征。符合白内障手术指征又需要做虹膜周边切除术的青光眼患者,可采用单纯白内障摘除术来治疗。

22. 原发性开角型青光眼是怎么回事

原发性开角型青光眼是一种慢性、进行性的视神经病变,病理性高眼压是造成视神经损伤的重要因素之一。PO-AG 的特征是获得性的视神经萎缩与视网膜神经节细胞及其轴突丢失,且无其他可能引起上述病变的眼部及全身疾患,眼压升高时房角始终保持开放。

(1)分类

1)高眼压型。一般认为病理性高眼压24小时眼压峰值超过21毫米汞柱(1毫米汞柱=0.133千帕),眼底有青光眼的特征性损害(视网膜神经纤维层缺损或视乳头形态改变)和(或)视野出现青光眼性损害,房角开放,并排除引起眼压升高的其他因素,诊断为POAG。

2)正常眼压型。24小时眼压峰值不超过正常值上限(眼压≤21毫米汞柱),眼底有青光眼的特征性损害(视网膜神经纤维层缺损或视乳头改变)和(或)视野出现青光眼性损害,房角开放,并排除其他疾病引起的眼底及视野变化,诊断为正常眼压型青光眼。

3)高眼压症。眼压多次测量超过正常上限,但未发现青光眼性视网膜神经纤维层缺损和(或)视野的损害,房角为宽角,并排除了继发性青光眼或较厚角膜、检测技术等其他因素导致的假性高眼压,可诊断为高眼压症,但要定期随访眼底视乳头、视网膜神经纤维层厚度和视野。眼压>25毫米汞柱且中央角膜厚度≤555微米者具有较高的危险性,建议给予降眼压治疗。

(2)治疗原则。根据患者的眼压、视野和眼底损害程度,结合医院的条件和医师的经验,可选择药物、激光和滤过性手术给予降低眼压治疗。降低眼压治疗时,应尽可能为患者设定个体化目标眼压。可应用的局部降眼压药物制剂:建议

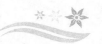

前列腺素类衍生物可作为 POAG 一线用药。尚有肾上腺素能受体阻滞药，α_2 肾上腺素能受体激动药，局部碳酸酐酶抑制药及拟胆碱能类药物。根据患者目标眼压的需要，选择单一或者联合药物治疗。单独用药不能达到目标眼压，可联合不同作用机制的药物治疗。激光治疗：选择性激光小梁成形术可作为部分开角型青光眼患者的首选治疗。手术治疗：对药物或激光治疗不能控制病情进展，或不能耐受药物治疗的患者，应考虑滤过性手术治疗。手术方式包括小梁切除术、非穿透性小梁切除术、青光眼引流装置植入术、睫状体光凝术等。手术方式的选择应基于患者年龄、疾病程度、药物治疗反应等因素综合考虑，以获得最大的益处。根据患者年龄、眼部情况，术中、术后选择应用抗代谢药物（如丝裂霉素 C、5-氟尿嘧啶）可减少滤过手术失败风险。青光眼引流装置植入术适用于滤过性手术失败和（或）药物治疗无效的青光眼。睫状体光凝术是治疗各种难治性青光眼的安全而有效的手术方法之一。视神经保护治疗也应引起关注。

23. 低眼压性青光眼是怎么回事

低眼压性青光眼又称正常眼压性青光眼，是具有典型的青光眼性视乳头损害和视野缺损，房角开放，而眼压始终在统计学正常范围内的一种青光眼。多无自觉症状。多见于40 岁以上者，女性多于男性，单眼或双眼发病。本病的致病因素复杂，目前尚不了解其确切病因，可能是由于视乳头的组织结构差异，对眼压或缺血特别敏感而容易造成视乳头损害及相应的视野缺损。本病目前尚无根治方法,但可用药物或手术治疗控制或减缓病情发展。

(1)低眼压性青光眼症状和体征

1)多无自觉症状,晚期当视野呈管状时,可出现行动不便和夜盲等症状。

2)青光眼性视乳头病理凹陷和萎缩,往往苍白比凹陷更为显著。

3)青光眼性视野缺损。早期即可在注视区5°范围内出现视野缺损。

4)矫正眼压在正常值范围内。

5)前房角开放。

6)部分患者血压低。

(2)诊断依据

1)具有典型的原发性开角青光眼性视乳头损害和视野缺损。

2)未经治疗的基础眼压包括昼夜眼压值在统计学正常范围内。

3)前房角开放。

4)排除其他原因如颅内疾病、颈内动脉硬化、急性大失血等所致的视乳头凹陷扩大和视野缺损。

(3)治疗原则

1)用药物或手术降低眼压,将眼压降至正常低值或正常值以下。

2)提高视乳头血管的灌注压和改善视神经营养。

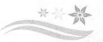

3)治疗全身性有关疾病,如心血管疾病,贫血或其他方面的异常,低血压等。

(4)疗效评价

1)治愈。眼压控制在较低水平,视功能未再继续损害或略有改善。

2)好转。眼压控制在基压水平以下,视功能无明显减退。

3)未愈。眼压在基压水平,视功能继续恶化,或手术发生严重并发症致视功能明显减退或失明。

本病是一种眼压正常的开角型青光眼。致病因素复杂,其确切病因目前尚不清楚。许多研究表明,该病与全身性心血管疾病、低血压、贫血或其他血液方面的异常有关。由于该病多无自觉症状,所以不易早期发现。对于有上述全身性疾病的患者,尤其是具有可疑青光眼性视乳头改变者,应警惕存在本病之可能,及早做进一步检查,以便及时确定诊断。本病目前尚无根治方法,但可用药物或手术治疗控制或减缓病情发展。对于该病的患者,不管采取何种治疗方法,都需终身定期就诊观察,并应同时治疗有关的全身性疾病。

24. 分泌过多型青光眼是怎么回事

分泌过多型青光眼是一种罕见的特殊类型的开角型青光眼,其特点是眼压升高,但房水流畅系数正常,虽然房水排出功能正常,但因房水生成过多而使眼压升高。常发生于40~60岁女性,多伴有高血压病,眼压可间歇升高到25~35

毫米汞柱。由于分泌增多是间歇性的,因此对视神经的损害很小,病情进展相对缓慢。

单纯依靠测量眼压是不能诊断本病的,必须在眼压升高时做眼压描记,才能发现房水流畅系数正常而房水生成增多,在其他时间做眼压描记则完全正常。在测定房水流畅系数时应注意因巩膜硬度高而造成的房水流畅系数高的假象,应注意矫正巩膜硬度。

治疗应针对病因采取减少房水生成的方式,缩瞳药液及滤过手术均不能降低眼压,可以采用局部应用肾上腺素,噻吗洛尔滴眼液或口服碳酸酐酶抑制药,必要时可做睫状体透热凝固术或冷冻术以减少房水生成。

25. 什么是恶性青光眼

恶性青光眼(malignant glaucoma)的由来是在早年,由于青光眼术后发生的一种不能被人所认识的严重并发症,常常因为错误治疗,而导致完全失明,因而被 von Graefe(1869)首次称之为恶性青光眼。其发生率为 2%～4%。然而,随着人们对发病机制的深入研究,Weiss 与 Shaffe 在1972 年提出不仅更具准确的病称——睫状环阻滞性青光眼(ciliary block glaucoma),而且进一步人性化,使人们减少了对“恶性”一词的恐惧感。20 世纪 90 年代初,我们引进超声生物显微镜(UBM),由于可直观眼前节结构,特别可以清楚的看到虹膜后结构,使得我们对睫状环阻滞性青光眼的发病机制有了更清楚的认识,并提出了一套专门治疗睫状环阻滞

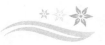

性青光眼的系列方法。

恶性青光眼的特点:因某些诱因引起的前房变浅或消失;同时并有眼压增高或正常;常规的青光眼治疗方法无效,缩瞳药液可加重病情、β受体阻滞药无助、常规青光眼滤过手术也无济于事;部分病人对睫状肌麻痹药效果显著;手术治疗,玻璃体切除对绝大部分病人的治疗效果是一劳永逸的。

恶性青光眼一直被认为属于继发性闭角型青光眼。根据临床多样化的表现,Levene 提出了分类的新概念,将其分为典型性和非典型性两大类。所谓典型性是多指发生于闭角型青光眼术后的恶性青光眼。其具有明确的解剖基础:小眼球、小角膜、浅前房、窄房角、晶状体厚、睫状环相对小等表现;非典型性是指非滤过手术所引起的恶性青光眼。例如,YAG 激光虹膜打孔术后,使用缩瞳药液后、炎症反应、外伤、视网膜光凝及阅读等引起的恶性青光眼。近年来,国内刘磊等利用超声生物显微镜研究恶性青光眼的发病机制,主张将恶性青光眼分为原发性和继发性两大类:原发性指眼部无其他继发因素而发病者,相当于 Levene 所指典型性恶性青光眼;继发性系指眼部其他疾患引起的恶性青光眼,相当于 Levene 所指的非典型性恶性青光眼。另一种恶性青光眼的分类方法是把它分为有晶状体眼、无晶状体眼和人工晶状体眼 3 种情况。

发病机制:由于睫状体的肿胀或肥大、前旋、晶状体悬韧带松弛,导致晶状体虹膜隔前移,瞳孔缘被晶状体前部紧紧顶住,并且将虹膜整个推向小梁网和角膜,关闭房角,前房极浅或消失。房水在睫状突、晶状体的赤道部和前部玻璃体界面的附近向前流动受阻(睫状环阻滞),反流向后进入玻璃体腔或玻璃体后间隙积聚(房水引流错向),玻璃体内压力增高,又进一步顶推晶状体虹膜隔向前,产生恶性循环,形成其特殊的临床表现,即前房消失,眼压不断升高。

26. 什么是继发性青光眼

继发性青光眼是以眼压升高为特征的眼部综合征,是某些眼部或全身疾病,或某些药物的不合理应用,干扰了正常的房水循环,或阻碍了房水外流,或增加了房水的生成。其发病占全部青光眼的 20%~40%,多为单眼。常见于炎症、外伤、出血、血管疾病、相关综合征、相关药物、眼部手术及眼部占位性病变等。应针对原发病进行治疗,同时用药控制眼压,必要时进行手术治疗。

27. 虹膜睫状体炎会引起青光眼吗

虹膜睫状体炎会引起继发性青光眼的发生。本病多见于青壮年,常为单眼反复发作,偶有双眼者。发病急,多有闭角型青光眼症状,但前房不浅,房角开放,结膜有轻微睫状充血,角膜上皮水肿,有少量大小不等的灰白色沉着物,房水中偶见浮游物,闪光呈弱阳性,瞳孔轻度散大,对光反射仍存在,眼压中度升高。急性虹膜睫状体炎伴发青光眼时,前房

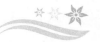

的炎性渗出物多较为浓厚,原有的急性炎症表现往往将继发性青光眼的症状和体征掩盖或混杂,容易被忽略。

(1)病因

1)开角型。炎症细胞、纤维素、血清蛋白及受损的组织细胞碎片等,阻塞小梁网,炎症介质和毒性物质对小梁细胞损害导致功能失调、房水外流障碍。

2)闭角型。非瞳孔阻滞性的周边虹膜前粘连,或瞳孔阻滞性的瞳孔后粘连,阻断后房向前的房水交通,引起虹膜膨隆,促使周边虹膜前粘连。

(2)治疗:急性期以控制炎症为主,充分散瞳,以及局部和全身足量的糖皮质激素的应用,配合降眼压药物治疗。陈旧性虹膜睫状体炎伴发青光眼多需手术治疗。

28. 糖皮质激素会引起青光眼吗

局部和全身长期应用糖皮质激素可引起眼压升高。易感人群:原发性开角型青光眼患者及其一级亲属、高度近视、糖尿病、结缔组织病尤其是类风湿关节炎患者。

诊断依据:较长期使用糖皮质激素药物的病史;没有其他继发性青光眼的证据;存在糖皮质性青光眼的高危因素;停用或去除药物后,眼压可能逐步下降;具有特征性晶状体后囊下混浊。

糖皮质激素引发的青光眼是可逆的,停药后可恢复正常,约20%可出现青光眼性视野缺损,停药后可消失。因此,治疗一经确诊,首先停用糖皮质激素,调整或增加抗青光眼药物,一般多能控制眼压。

29. 眼内肿瘤会引起青光眼吗

由于眼内肿瘤使眼内容量增加,或压迫、阻塞房角而引起青光眼。但是眼压升高的程度和青光眼发病的早晚,并不一定与肿瘤的大小和增长的速度一致,而是与肿瘤的部位有着密切的关系。房角附近的肿物因直接侵犯房角,或肿物反复出血、机化而破坏了房角结构,可在早期就并发青光眼;眼球赤道部的肿物容易压迫涡静脉,影响脉络膜的静脉回流,因此比位于后极部的肿物容易引起青光眼。有时肿物虽然很大,但同时伴有继发性视网膜脱离,眼压反而可以正常甚至降低,而不并发青光眼。治疗应针对肿物的不同性质选择不同的治疗方案。

30. 什么是新生血管性青光眼

新生血管性青光眼是指虹膜和小梁表面有新生的纤维血管膜,使虹膜与小梁和角膜后壁粘连所造成的青光眼。主要与引起眼部缺氧(尤其以眼后节缺氧为主)的血管性疾病相关。

最初可见瞳孔缘有细小的新生血管芽,随着病程进展,新生血管从瞳孔周围延伸开,走行于虹膜表面,晚期这些新生血管可以完全遮盖原来虹膜的表面结构,使虹膜组织模糊不清,呈暗红色,瞳孔开大,对光反射消失,由于血管膜收缩

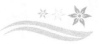

而使瞳孔缘色素上皮外翻。因虹膜新生血管丛容易破裂,反复发生前房出血,故又名出血性青光眼。本病极其顽固,患者异常疼痛,常导致失明。

常见的伴发新生血管性青光眼的眼部疾病:视网膜中央静脉阻塞、增殖性糖尿病性视网膜病变、视网膜中央动脉阻塞、眼内肿瘤、视网膜脱离等,尤其以前两种疾病较为多见。由于视网膜缺氧而产生血管形成因子,引起虹膜表面和小梁网的纤维血管膜增殖。初期覆盖开敞的房角,后期纤维血管膜收缩形成房角周边前粘连,均可导致顽固的眼压升高。

对本病的治疗,分泌抑制药或手术治疗效果均不满意。用缩瞳药可使充血及疼痛加重。局部应用糖皮质激素和阿托品能缓解症状,但不能降低眼压。由于视网膜血管病变及继发性青光眼而已失明的患者,为解除疼痛可以摘除眼球。如尚存有用视力,强化的冷凝治疗可以使虹膜新生血管暂时消退。禁忌做滤过手术,可能会引起反复出血。全视网膜光凝可以使视网膜萎缩,使其不至于缺氧,消除了产生新生血管的因素,并可使虹膜和房角的新生血管萎缩。但此方法只适用于早期病例。

31. 眼内出血后会引起青光眼吗

眼内出血会引起眼压升高的因素有以下几个方面:前房出血、溶血性青光眼、血影细胞性青光眼、血黄素性青光眼等。

前房出血超过前房 1/2 者易引起继发性青光眼,并发症为角膜血染和视神经损害,其发生与眼压升高有关。无并发症的前房出血可以采用非手术治疗,一般所有减少再出血或促进血液吸收的药物治疗效果不肯定。减少房水生成药物和高渗剂可以预防角膜血染和视神经损害。如果药物治疗不能控制眼压,可以吸出眼前房出的血或取出血块。

眼内出血,尤其是玻璃体出血后,红细胞的破坏产物和含有血色素的巨噬细胞,有时可阻塞小梁网引起急性的眼压升高,引起继发性青光眼。治疗与单纯性青光眼相关,但也可将红细胞碎屑冲出,使眼压下降。

各种原因所致玻璃体积血,红细胞发生变性,从红色、双凹、柔韧的细胞变为土黄色、圆形、不柔韧的血影细胞,通过破损的玻璃体前界膜进入前房,进入前房的血影细胞可以机械性阻塞小梁网,引起急性眼压升高的开角型青光眼。患者症状取决于眼压的高低。角膜内皮层附着土黄色细胞,房水中有棕黄色细胞浮游,可有假性前房积脓,如有新鲜红细胞则位于土黄色血影细胞的下方。前房角开放,覆以薄层土黄色细胞,使小梁网呈棕黄色或完全遮盖房角结构,下方尤为明显。玻璃体呈典型土黄色,在前玻璃体中可见多数细小黄褐色颗粒。血影细胞为一过性,可持续数月,尚未有报告引起小梁网永久性损害。初期给予抗青光眼药物治疗,如不能控制眼压则彻底冲洗前房,必要时可重复操作。

血铁质沉着性青光眼为一种慢性继发性开角型青光眼,多有长期反复眼内出血病史。小梁内皮细胞吞噬溶解变性的血红蛋白,血红蛋白的铁离子氧化成氧化铁,它与组织蛋

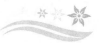

白或含巯基类蛋白质结合成铁蛋白质化合物沉着于角膜、视网膜、小梁网等眼内组织,可使小梁网变性、硬化和间隙闭塞而致眼压升高。治疗用抗青光眼药物控制眼压。

32. 视网膜脱离术后眼压会高吗

视网膜脱离合并青光眼的发生率为 12％～17％,可由以下几种情况引起:巩膜缩短术后眼球容积变小,使虹膜晶状体隔前移,或因巩膜缩短部位太靠前而引起房角闭塞。视网膜长期脱离患者的巩膜和睫状体,一旦发生分泌液增多,会造成房角关闭。此病常伴有慢性睫状体炎,其炎性产物可阻塞小梁网间隙,但由于房水分泌减少而眼压降低,当视网膜复位后,房水分泌恢复正常,遂发生急性青光眼。孔源性视网膜脱离,视网膜色素上皮脱落下来的色素经破孔沉积于小梁网上而引起眼压升高,封闭破孔有助于控制眼压。

33. 眼球钝挫伤会引起青光眼吗

钝挫伤引起前房积血或房角后退时刻导致继发性青光眼。前房少量积血,一般数天内即可吸收;积血量较多,尤其是反复继发出血时,常可引起继发性青光,可合并角膜血染。房角后退继发青光眼,早期发生者多在伤后数周内发病,由于小梁网组织受损伤,使房水流出受阻,但伤后同时伴有房水分泌减少,所以眼压可以不升高。当房水分泌正常后眼压即升高,常可持续数月甚至数年,但多在一年内外流管道修复,眼压亦可恢复正常。晚期发生者可发生在伤后10年甚至更晚些,是由于外伤后角膜内皮细胞形成玻璃体样膜覆盖了房角,或继发了虹膜周边前粘连。这种晚期发作的青光眼是顽固性的。

房角后退的患者对于局部激素试验多呈高度反应,说明具有青光眼遗传基因的人,在外伤后更容易发生继发性青光眼。治疗与开角型青光眼相同。

34. 眼球破裂后会引起青光眼吗

青光眼可在眼球破裂伤后由于眼内组织嵌顿于伤口,或由于晶状体囊膜破裂,皮质肿胀而引起。如眼内异物残留,可由于炎症、铁锈或铜锈沉着使小梁发生改变而致眼压升高。

对眼球破裂伤,应妥善做好初步处理,确保伤口内不嵌顿眼内组织。白内障所致的青光眼应摘除晶状体。总之,应根据引起青光眼的病因酌情处理。

35. 青光眼常合并哪些先天异常

(1)蜘蛛指综合征(Marfan综合征):本征于1896年首先由Marfan报告,除眼部疾病外,还包括肢体细长,臂长过膝,掌骨、指骨、跖骨、趾骨均细长(蜘蛛指)和肺部畸形等。

Marfan综合征约80％有眼部疾病。最主要的是晶状体小且呈球形,悬韧带脆弱,易于断裂,常有晶状体半脱臼或脱臼。房角发育异常,有中胚叶组织残存,Schlemm管的大

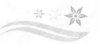

小、形状和部位不规则等。部分病例可合并青光眼,常因晶状体脱臼和房角发育异常所致。此外,尚可有视网膜脱离、瞳孔残膜、虹膜缺损、斜视和眼球震颤等。

治疗:如晶状体移位明显,瞳孔无晶状体区较大,可用镜片矫正视力。对于继发性青光眼应根据晶状体移位的情况采取不同措施:晶状体嵌于瞳孔区而致瞳孔阻滞者,可先用散瞳药,如症状不能缓解,可做虹膜切除或晶状体摘除术;晶状体脱位于前房者则摘除晶状体;如伴有房角发育异常,则按婴幼儿型青光眼处理。

（2）球形晶状体短指综合征（Marchesani 综合征）:本征是一种眼部畸形合并骨骼改变的先天性疾病,与 Marfan 综合征的骨骼改变相反,其肢体、指、趾短粗,皮下脂肪丰富,肌肉发育良好。

除晶状体小且呈球形及伴有脱臼外,常由于悬韧带松弛致使晶状体前后凸度增大而形成瞳孔阻滞和晶状体性近视。由于瞳孔阻滞、房角异常和晶状体脱臼等,青光眼的发生率较 Marfan 综合征明显增多。此外,尚可发生白内障、上睑下垂、瞳孔残膜、眼球震颤等。

治疗同 Marfan 综合征。

（3）同型胱氨酸尿症:隐性遗传的代谢性紊乱,由于先天性缺乏胱硫醚合成酶,引起代谢性紊乱,血浆和尿中的同性胱氨酸增多。除眼部改变外,还可出现神经系统损害,发生在冠状血管、脑和肾血管的血栓而导致死亡;骨骼异常包括脊柱后凸、关节松弛、蜘蛛指、骨质疏松、骨折等;有些表现类

似于 Marfan 综合征；肢体的伸侧可以出现网状青斑，面部潮红改变等。眼部表现晶状体移位，因瞳孔阻滞引起继发性青光眼。

治疗：以药物治疗为主，如药物不能控制眼压而必须施行手术时，应注意采取预防血栓形成的措施。

（4）颜面血管瘤青光眼综合征（Sturge-Weber 综合征）：眼部主要表现为青光眼、脉络膜血管瘤和视网膜血管扩张等。常在儿童或成年时才发生青光眼。成年人为慢性单纯性青光眼。发生的机制可能是由于眼内血管瘤淤血，增加了眼内容积，或由于血管增多、扩张而使房水生成增加，或因中胚叶组织残留或虹膜有异常血管阻塞房角，以及涡静脉回流受阻、上巩膜静脉压升高等所致。颜面部表现为皮肤血管瘤。脑膜血管瘤及颅内钙化点可引起癫痫、偏瘫及精神异常等症状。

治疗可滴用肾上腺素及匹罗卡品等药物，也可做滤过手术。

（5）弥漫性神经纤维瘤病：本病为家族性遗传性疾病。全身的末梢神经纤维增殖，形成广泛的大小不等的结节，多发生于皮肤，也可发生于内脏，同时又有皮肤色素沉着。

神经纤维瘤常侵犯眼睑和眼眶，引起眼睑下垂、眼球突出而眼眶扩大。在眼部受侵者中约 50% 合并青光眼。虹膜表面有 3 种小结节及大片颜色加深的区域，可直达房角。神经纤维瘤也可直接侵犯房角，或由于肿物使虹膜移位而发生周边前粘连，或因房角发育不全而使眼压升高。

治疗同于婴幼儿青光眼的治疗方案。

（6）无虹膜：先天性虹膜畸形，常在周边部残存少量虹膜组织。由于发育不全的虹膜与角膜粘连或房角内充满中胚叶组织，而使约30％患者出现青光眼的症状。

治疗尽可能采用药物控制眼压。如果药物不能控制，必须手术时，可行小梁切除术。

（7）房角发育不全：又名中胚叶发育不全。本症是眼前节的中胚叶发育不全引起的，为显性遗传性疾病，包括以下两种综合征。

1）后胚胎环。Schwalbe 线特别突出，在角膜缘内呈一玻璃样半透明的环。裂隙灯下可以很容易看到前移的 Schwalbe 环，它是接近房角处的角膜中胚叶组织的增殖。在房角镜或裂隙灯下可见周边虹膜有大的索条伸向 Schwalbe 线，有时在某些区域 Schwalbe 线与角膜脱离。这种房角改变成为 Axenfeld 异常，这种虹膜索条可能遮盖部分或全部小梁组织。约半数的病人伴发青光眼。

2）Rieger 综合征：是双侧虹膜实质发育不全、后胚胎环、房角异常、伴有瞳孔异位及多瞳症，但没有原发性虹膜萎缩所具有的周边前粘连，易于发生青光眼。青光眼多于 10～30 岁发病。此外常伴有牙齿异常。偶尔可合并白内障。在一个家族中有的成员可有上述全部症状，而其他成员可仅有轻度异常。

治疗上与开角型青光眼相同，必要时可以行滤过手术治疗。

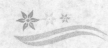

36. 剥脱综合征

剥脱性综合征（exfoliation syndrome, pseudoexfoliation)系多种眼组织综合的一种异常蛋白质,阻塞了小梁网引起小梁功能减退,眼压升高导致青光眼。剥脱物表现为灰白或蓝白色无定形蛋白质碎屑物,不仅限于晶状体前囊,且可见于有基底膜的其他眼组织上,如悬韧带、角膜、虹膜、睫状体、前玻璃体面,以及眼球外的某些组织,如结膜血管及近眼球后极部的眶组织中,故又可称为基底膜综合征。小梁网常有明显色素沉着,有时可扩展达 Schwalbe 线。与其相伴的青光眼对药物治疗的反应,比原发性开角型青光眼差。1917 年 Lindberg 首先描述这些慢性青光眼的瞳孔缘碎屑物质的沉着,并揭示此沉着物部分来源于剥脱的晶状体前囊。经组织化学证明,晶状体前囊的碎屑物不同于晶状体囊膜,且病变未累及晶状体囊膜,因而提出假性剥脱,以区别高温下吹玻璃工人的晶状体囊的真性剥脱,故以"剥脱综合征"的命名较适宜。

剥脱综合征的发生遍布全球,但具有地域性分布的特点。最近报告剥脱综合征的患病率较以前增高。在挪威、英格兰、冰岛、瑞典、丹麦、德国为高发区。剥脱综合征的发生有种族差别,但在不同国家或地区又不尽相同。多见于白种人,而中国人罕见。在美国的患病率与西欧相似。爱斯基摩人患病率几乎为零,而印第安人可高达 38%,冰岛最高患病率约为 25%,芬兰超过 20%,丹麦较低约为 5%。剥脱综合

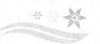

征有随年龄增长而患病率增加的趋势。发病年龄常在 69～75 岁,很少小于 40 岁。也有报道最小年龄为 22 岁。性别差异报道不一。有人认为女性常见。剥脱综合征男性患者最可能伴发青光眼。另有些研究则发现伴有青光眼的剥脱综合征病人无性别差异。剥脱综合征合并青光眼的患病率亦不一(0～93%)。多为开角型青光眼,约有 20% 为闭角型青光眼。在开角型青光眼人群中,剥脱综合征的患病率要比年龄匹配的非青光眼人群高得多。在挪威中部,有 60% 的青光眼病人受累。丹麦开角型青光眼中 26% 伴有剥脱综合征,澳大利亚当地居民则为 8.1%,印度为 34%。多为单眼发病,亦有随着时间的延长发展成双眼者。有些单眼病例,另一眼结膜活检常为阳性。因为在大多数受影响的另一只眼经检查已有剥脱综合征色素相关性体征,剥脱综合征实际上属于不对称性的疾病。许多欧洲文献报道双眼受累病例愈来愈多,与单眼之比高达 3:1。另眼发展成剥脱综合征的可能性 5 年为 6.8%,10 年后为 16.8%。有人报道 5 年后另一眼发病率在 30%～40%。双眼受累的病人较单眼受累的年龄稍大。

(1)剥脱综合征认为与以下因素相关

1)遗传。虽然已有家族性剥脱综合征(XFS)发病的报道,但遗传方式仍然不清。同一血统发生 XFS 与慢性开角型青光眼的关系有关报道的结果不一。

2)感染。有人发现 343 对夫妇 XFS 的发生要比他们单独生活时明显增高。Ringvold 发现在 XFS 眼标本中有 30～

50 纳米膜结合微粒,提示可能有病毒引起本病的可能。在这方面有待进一步研究。

3)气候。有人提出本病与阳光暴露有关。澳大利亚当地居民的 XFS 与紫外线的接触关系密切。XFS 的发生在巴基斯坦山区人群中似乎比低海拔人群中更常见。

(2)剥脱综合征的临床表现:XFS 的病程非常缓慢,可长达 10~20 年。眼前节具有许多极轻微而又重要的改变,需在裂隙灯下仔细检查,才能识别。

1)结膜。一般情况下结膜无明显异常。进行性病例,荧光血管造影可显示规则性的边缘血管缺损和新生血管区。可表现有前睫状血管充血。

2)角膜。内皮层后面有弥散的簇状或片状细小的碎屑状剥脱物沉着,偶尔呈 Krukenberg 梭状沉着。有的角膜内皮改变较轻,包括细胞计数下降,多形性改变,这种损害在双眼均可出现,与伴发青光眼的严重程度和病程无关。

3)虹膜和瞳孔。虹膜前表面有粗大颗粒状色素沉着区,很少虹膜震颤。虹膜血管造影异常,包括血管数量减少,正常放射状走形丢失,新生血管丛和荧光渗漏。虹膜括约肌上有特殊的色素沉着,而虹膜周边部少见是其特征。近瞳孔缘区的括约肌,经虹膜透照法检查呈不规则"蛾食"状或"漩涡"状的色素脱失斑块,多在下方。瞳孔缘呈现具有诊断性的灰白色碎屑小片,多数在未扩瞳时可查见。这是 XFS 患者早期易被忽略的体征。

4)前房及房角。未扩瞳时偶见前房内少量色素浮游,扩

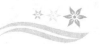

瞳后色素性漂游物明显增加,而前房深度与正常眼多无区别。虹膜角膜角的小梁网色素沉着,分布不均匀,在Schwalbe线上方有时出现一色素线,称为Sampaolesis线,但此线不如色素播散综合征者明显。房角内可有少量分散状态的碎屑状剥脱物。前房内的色素性漂游物是由虹膜摩擦晶体表面的剥脱物使其脱落所致。这也是XFS的特征性表现。小梁网色素倾向于参差不齐、斑点状、轮廓不清,这些是早期诊断的特点。小梁网色素沉着与眼压升高关系密切。伴XFS的正常眼压性青光眼患者,这种色素沉着很少见。

5)晶状体。经扩瞳后见晶状体表面的病变分为3区:即半透明的中央区,颗粒状的周边区及中间的透明区。中央区直径为1～2.5毫米,边界清楚,其边缘有剥脱碎屑物,18％～20％患者无中心盘区。边缘的剥脱物常向前翻卷。中间的透明区是由瞳孔的生理活动在晶状体表面由虹膜摩擦而产生的。周边区始终存在,可能在其周边呈颗粒状,而中央则呈雾状白色和放射状条纹,后者常可见到。周边的颗粒层即是未受破坏的剥脱物堆集。在缩瞳治疗中,中央盘区可能发展为颗粒状表现。连接着中心区与周边区的中间带,偶见桥状的剥脱物。晶状体上剥脱物早期的表现可为均匀一致的毛玻璃状或草席样外观,或有模糊的放射状非颗粒样条纹环,分布在虹膜后晶状体前囊的中1/3,这些体征用窄光带以45°角聚焦在晶状体表面容易发现。随着时间发展,条纹加宽和融合,形成了一个连续齿线。用Scheimbflug照相技术有助于XFS的早期发现。剥脱物也可出现在人工晶状体上。

6)睫状体及悬韧带。采用视野镜(cycloscope)检查,在晶状体中纬线区、悬韧带及睫状突上可有剥脱物积聚。悬韧带受累常常很严重,可被剥脱物完全覆盖或替代,因脆性增加可断裂,出现晶状体不全脱位或完全脱位。在XFS白内障囊外摘除术时,因悬韧带病变,使术后并发症大大增加。

7)玻璃体。前玻璃体膜上有剥脱物积聚,在玻璃体纤维上也发现有剥脱物存在。有报道发现在白内障囊内摘除后数年,玻璃体上的剥脱物仍继续增多,进一步说明剥脱物还来自除晶状体囊膜外的其他组织。

合并青光眼时的临床表现:XFS在散瞳后眼压可升高达30毫米汞柱,因此在XFS病人中散瞳后应注意眼压测量。XFS可合并开角型和闭角型青光眼,前者多见。且其对视神经损害往往比原发性开角型青光眼要重些,即视野损害与视乳头损害均明显,而对药物治疗反应较差。XFS可能伴有角膜水肿和急性眼压升高,常高于50毫米汞柱,房角是开放的。闭角型青光眼的发生是因为悬韧带的薄弱使晶状体轻微向前移动,易使瞳孔闭锁,特别是在卧位时,缩瞳使其加重,毛果芸香碱能够促使XFS的闭角型青光眼的形成。

(3)XFS与眼有关疾病及全身的关系

1)白内障。XFS与白内障形成的关系愈来愈密切,但二者的病因学关系仍然不清。在XFS中的白内障发生明显增加,反之亦然。在XFS中,囊膜破裂和玻璃体脱出是白内障囊外摘除常见的并发症。眼压升高也常出现。晶状体皮

质与囊之间可出现"粘连"。XFS 的晶状体囊平均厚度与正常人无明显差异。

2) 局部缺血。XFS 的虹膜血管广泛受累,血管腔变窄,出现灌注减少,甚至管腔可完全闭塞。血管内皮细胞和周细胞变性。有人发现 XFS 中有 50%患者有潮红,肢体血管也有异常。新生血管分支延伸到虹膜后粘连可致微血容量减少。在一项研究中,因中央视网膜静脉阻塞(CRVO)引起的新生血管性青光眼而行眼球摘除术,有 35%伴有剥脱性青光眼。

3) 角膜瘤。有时在 XFS 男性患者,角膜有椭圆形变性(气候性泡沫状角膜病),而女性患者却无。在澳大利亚当地居民也有这样病变,这种关系可能是环境因素造成的。

4) 与全身关系。现在认为 XFS 是一种全身性疾病。剥脱物可出现在眼部多种组织上和心、肝、肺等结缔组织或纤维隔上。它与全身性疾病的关系不清。伴青光眼的 XFS 患者与原发性慢性开角型青光眼相比,AH 分泌减少,而 HB 分泌增加。有人还发现 34.4%的 XFS 术前房水中有抗核抗体。在糖尿病性视网膜病变中,特别是那些伴有增殖性视网膜病变的病人,XFS 发生率较低。在有 TLA 病人中,XFS 与年龄匹配的正常人相比发病率较高,提示在 XFS 发生中,低灌注可能有某种作用。

37. 色素播散综合征与色素性青光眼

色素播散综合征(pigment dispersion syndrome,PDS)

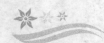

是指由于晶状体悬韧带和（或）晶状体前表面与虹膜后色素上皮层之间相互摩擦并导致虹膜色素上皮内色素颗粒脱失，并随房水循环沉积于眼前段所引起的一组临床症候群。PDS 最早于 1949 年由 Sugar 和 Babour 在 2 例白种人中发现并报道。此后，越来越多的患者被发现，临床表现逐渐得到详细描述和总结。由于色素在小梁网中沉积可能导致房水流出易度的下降，使房水循环受阻于小梁网，引起眼压升高及相应改变，因此将 PDS 引起的继发性青光眼称为色素性青光眼（pigmentary glaucoma，PG）。

　　不同种族间 PDS 的患病率相差悬殊。一项以人群为基础的调查研究表明，PDS 在成年白种人中的患病率高达 2.45%，近似于我国原发性青光眼的患病率。相比之下，PDS 在黑种人和黄种人中患病率低，但尚未见以人群为基础的流行病学调查结果。2006—2007 年北京同仁医院在一项临床为基础的前瞻性研究中发现，1 632 例青光眼专科门诊中有 18 例 PDS 患者，PDS 患者占青光眼专科门诊总人数的 1.1%。黑种人中的一项研究表明，在 7 岁以上就诊人群中，PDS 的患病率为千万分之 0.7。由于 PDS 很少发生在20 岁以下人群中，因此黑种成年人的患病率可能高于这一数据，但与白种人相比，两者相差悬殊。造成这种差别的原因可能是因为白种人的虹膜较薄，在同等反向阻滞力的作用下，发生虹膜后凹的程度更大，易于与晶状体悬韧带接触并发生摩擦，从而导致色素的脱失和播散。有色人种的虹膜相对较厚，不易发生虹膜后凹，同等反向阻滞力的作用下引起色素颗粒的脱失数量减少。临床观察亦证实,黑种人PDS患者虹膜后凹的发生率和后凹程度远低于白种人。

色素播散综合征的临床表现:PDS早期鲜有不适或视力障碍,部分患者继发色素性青光眼后有间断性眼胀和视物模糊。绝大多数是在体检时不经意被发现,这也可能是相当一部分患者初次诊断时即已经合并有青光眼的原因所在。对白种人的研究显示,PDS确诊后10%的患者在5年后进展为色素性青光眼,15年后这一比例增至15%。北京同仁医院在一项研究中发现,中国人色素播散综合征确诊时,有83%的患者已合并有青光眼表现,这一比例高出白种人,可能的原因有中国人虹膜颜色较深,虹膜表面和角膜后色素颗粒沉积在初始时不易被发现,而白种人相对较易被发现,有利于PDS早期诊断。研究表明,诊断时眼压>21毫米汞柱是PDS患者转化为色素性青光眼最主要的危险因素。此外,男性、黑种人也是转化的危险因素。PDS主要体征有角膜后垂直纺锤形色素颗粒沉积(Krukenberg色素梭)、中周部虹膜后凹、虹膜前表面色素颗粒沉附、晶状体前后表面及悬韧带色素颗粒沉附。在白种人患者中,虹膜后表面色素脱失区域可发生透光现象,称为"虹膜透照缺损"(iris transillumination defect,ITD)。房角镜检查小梁网均匀一致性色素颗粒沉着(早期可表现为上方轻、下方重的现象)。偶见Schwalbe线前面色素颗粒沉附形成一条色素颗粒带(Sampaolesi线),尤其在下方房角多见。患者散瞳后可见晶状体悬韧带和(或)晶状体后囊膜Weiger韧带(玻璃体前界膜韧带)附着处色素颗粒呈环形沉附,称之为 Zentamayer 环或 Scheie 线。当 Weiger 韧带部分或全部脱离时,后房水与晶状体后的 Berger 间隙沟通,色素颗粒可随房水进入 Berger 间隙,并沉积在晶状体后囊上,导致视力下降。Krukenberg 色素梭、小梁网色素沉积及虹膜透照缺损是 PDS 最具特征性的临床体征,称为"色素播散三联征",对 PDS 的临床诊断具有重要意义。PDS 多见于白种人,典型的白种人患者为成年男性、近视、Krukenberg 色素梭、虹膜表面弥漫性色素颗粒沉积、中周部放射状虹膜透照缺损、晶状体悬韧带及玻璃体前界膜韧带色素颗粒沉积,以及小梁网均匀一致的色素沉着(Scheie 分级Ⅱ级以上)。但在黄种人和黑种人,很少见虹膜前表面色素颗粒沉积和中周部虹膜透照缺损。因此,该两项体征不适合作为黑种人和黄种人 PDS 的诊断指标。临床病理研究发现,有色人种虹膜基质厚且包含大量的色素颗粒可能是其原因所在。在虹膜后表面色素上皮缺失的情况下,虹膜基质中的色素颗粒可以有效阻拦光线的通过,从而阻止了虹膜透照缺损的发生。大量的色素颗粒沉积在小梁网引起房水外流阻力增加,导致眼压升高和青光眼性视神经病变发生。剧烈运动可在短时间内引起眼内大量色素颗粒释放和眼压骤然升高,尤其多见于白种人。过度调节和眨眼也可引起大色素颗粒的播散,使患者保持轻松的睁眼状态可使原本后凹的虹膜平复,并离开晶状体悬韧带。有研究表明,PDS 患者的视网膜格子样变性的发生率远较同龄正常人高。由于大多数 PDS 患者为近视,而近视本身可引起眼轴增长和周边视网膜格子样变性,因此 PDS 患者视网膜格子样变性发生率高可能与近视有关。虹膜震颤是 PDS 患者的临床表现之一,但晶状体并无脱位。出现虹膜震颤的原因可能是由于悬韧带松弛和部分悬韧带断裂的结果(长期摩擦所致)。部分患者在散瞳后可发现晶状体悬韧带数量明显减少,晶状体向后移位,使虹膜失去依托,导致虹膜震颤发生。这部分患者的近视度数在晶状体后移后减少。随着年龄增长,尤其 50 岁以后晶状体调节力下降,部分患者即使未接受治疗但色素播散减轻,眼压有不同程度回落,甚至降低至正常范围,而仅仅残余有 PDS 体征和青光眼视神经损害的表现。随着时间推移各临床体征可以逐渐减弱、消退,这时患者所表现的是"正常眼压性青光眼"的临床表现。因此,对部分静止期"正常眼压性青光眼"应予考虑是否有色素播散,由于小梁网色素颗粒沉积需要长时间才能吸收,因此房角镜检查成为鉴别的主要手段。

38. 白内障会引起青光眼吗

白内障膨胀期继发青光眼是一种继发性闭角型青光眼,其临床表现与原发性急性闭角型青光眼极为相似,符合急性闭角型青光眼的病理机制。由于发病时的高眼压会引起严重的视神经损害,因此及时应用药物治疗控制眼压,是保护视功能、防止发生青光眼性视神经损害的有效措施之一,但药物治疗仅能暂时降低眼压或缓解症状,不能有效地控制眼压。

白内障膨胀期继发青光眼是由于白内障发展到一定程

度,一方面,晶状体囊膜通透性增加、皮质吸收水分膨胀、晶状体-虹膜膈前移,导致前房变浅、房角变窄所致;另一方面,晶状体前移加重了瞳孔阻滞,也可引起眼压升高。由于其临床表现与原发性急性闭角型青光眼极为相似,符合急性闭角型青光眼的病理机制。因此,临床上治疗时应遵循急性闭角型青光眼的治疗原则,首先用药物治疗控制眼压,但对瞳孔的处理目前存在较大的分歧,多数主张缩瞳,认为缩瞳可以解除前房角闭塞,增加小梁网的排水功能;也有人主张散瞳,认为散瞳可以解除瞳孔阻滞,促进房水流畅;还有人认为缩瞳和散瞳均可加重房角闭塞,因此主张对瞳孔采取不缩不散的处理。由于膨胀的晶状体是继发性青光眼的重要解剖学变化,所以药物治疗仅能暂时降低眼压及缓解症状,因此只有通过手术解除瞳孔阻滞因素,眼压才能得到有效控制。

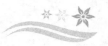

二、如何诊断青光眼

1. 出现"虹视"一定是青光眼吗

由于眼球屈光度的改变而产生了分光作用,将前方射来的白色光线,根据其所包含的各种光波长的不同而分解成多种颜色成分,从而就出现了典型的彩色光环,医学上称之为"虹视现象"。

虹视是青光眼发作的主要症状之一,但是出现虹视不一定都是青光眼。正常人在暗室内看一个小亮灯,有时也可见其周围有彩环,这是由于晶状体的折射所致,属于正常情况。虹视是眼疾中一种多见的症状,常是下列几种眼疾的病兆。

(1)结膜炎:由于黏液性分泌物涂布于角膜(黑眼球表面)上,这时可出现虹视,一般在擦去分泌物之后,虹视即可消失。如果结膜囊内有血液、脓液、小气泡等,也可出现虹视。

(2)角膜炎:因角膜上皮损伤及角膜水肿,也可导致虹视。

(3)虹膜睫状体炎:因炎性渗出物沉积在角膜内皮角膜后的沉积物,引起角膜屈光状态的改变时,也可有虹视症状。

(4)白内障:白内障由于放射状排列的晶状体纤维吸水、肿胀,产生分光作用所致。

青光眼由于眼压升高,引起角膜上皮水肿,细胞间有液

体潴留，改变了角膜正常的屈光状态所致。虹视与闭角型青光眼如果患眼看见彩圈，同时还出现视物模糊、眼胀、头痛等症状，则患有闭角型青光眼的可能性大。闭角型青光眼是一种常见的致盲眼病，由于眼压过高而损害视觉神经。在全世界范围内，它虽然是位于第二的致盲眼病（第一位是白内障），但其危害性却比白内障更大。因为白内障致盲可通过手术摘除使之复明，而青光眼致盲是不能复明的。

虹视现象是闭角型青光眼的早期症状，多在傍晚或夜间出现，当情绪紧张、愤怒、忧愁时更易发生。每次发作时可持续几个小时，然后自行消失，次日早上可以一切恢复正常。病程早期一般多日发作一次，以后逐渐频繁，症状明显加重，以致视力完全丧失。此外，也可伴有恶心、呕吐。如果治疗不及时，则患眼可能完全失明。

瞳孔或前房角发生堵塞是引起本病的主要病因，治疗时一是可以用激光在周边虹膜上打个小孔，使眼内房水改道而行，就可以降低眼压。现在不少医院已开展了一项新技术，即"激光虹膜打孔术"，患者只需坐在激光机前，3～5分钟手术即可完成，术后可立即回家，照常工作。二是做手术将虹膜周边部切去一小块，这就是"周边虹膜切除术"，严重病例则需在眼睛前房角部位做手术切除部分组织，将防水引流至结膜下，这两种方法可用于治疗急性闭角型青光眼。

虹视现象往往是多种眼疾的预兆，一旦发生应及时就医检查，找出致病原因进而加以治疗。

对于某些老年人，如果夜晚出现虹视现象，则千万不可

轻视,因为它可能是闭角型青光眼发作时的症状之一。对这些患者通过仔细的眼科检查,尤其是前房深度结合暗室俯卧试验,可对其进行早期诊断,这样的患者大多数通过简单的激光虹膜打孔术就可能得到治愈,避免了以后永久用药或手术治疗的麻烦。结膜炎患者的虹视,一旦将分泌物擦去,虹视即消失,视物即可清晰。

2. 头痛要不要去眼科会诊

头痛是一种常见的症状,而大部分患者只注重头痛和全身症状,而忽视眼部症状,一般只去内科治疗。其实,眼病也是引起头痛的一种常见原因。

闭角型青光眼是一种较常见的眼病,多发生于 50 岁以上的老年人,两眼先后或同时发病。初发病时,仅偶有轻度头痛、眼胀或伴有视力下降,看灯泡时在其周围出现红绿光圈,医学上称之为"虹视现象"。以上症状常因情绪激动、精神创伤、过度劳累等因素诱发。经过适当休息,不适症状可完全消失。由于症状可自行缓解,因而往往被人们忽视。当病情发展进入急性发作期时,患者可在极短时间出现剧烈头痛和眼痛,疼痛时眼球较硬,视力急剧下降,重者仅能分辨眼前手指数或仅有光感,可伴有恶心、呕吐、畏寒、发热等,少数人还可出现腹泻症状。闭角型青光眼急性发作时,眼内压在短时间内急剧增高,超过正常限度,使眼球变硬。

眼内压增高可引起头痛、眼痛及上述一系列全身症状,持续性的眼压增高对眼底视神经可造成不可恢复的损害。

因为视神经对高眼压耐受力非常差，最快仅 16 小时就可发生损害，所以闭角型青光眼急性发作是眼科急症，须立即采取措施将眼内压降至正常范围。当头痛、眼部和全身症状得到缓解或消失，应考虑手术治疗。一旦错过抢救机会，将造成视力永久性损害，重者可完全失明。

一般来说，头痛由眼病引起者有两个特征：一是首先有眼痛，病情加剧时才放射至头部，大多是由眼部急性炎症或青光眼所致；二是不用眼时无疼痛，视近物或远物后出现疼痛，闭眼小憩后疼痛可减轻。

总之，如果患有头痛，而且有以上特点或经多方面治疗仍不见好转的，应想到去眼科检查一下你的眼睛。

3. 手电筒侧照法如何估价前房深度

电筒侧照比较法：聚光手电从颞侧角膜缘照射，光线与虹膜面平行，观察虹膜被照亮的范围：如全部虹膜被照亮，可定义为前房深；如光线在鼻侧虹膜小环与周边部之中点处被照亮，可认为前房中深；如光线达鼻侧虹膜小环，可认为前房浅；如光线仅达鼻侧虹膜小环，可认为前房极浅。

4. 如何使用方便实用的指测验压法

首先，闭上眼睛，放松。然后，两眼向下注视，检查者用双手的食指指腹轻按上眼睑皮肤面，两指交替轻压眼球，感觉眼球的硬度。一般来说，感觉自己的眼球硬度跟按自己的

鼻尖硬度差不多时,眼压应该基本属于正常。如果感觉眼球的硬度跟按压额头的硬度差不多时,就说明眼压可能要比正常水平高。如果感觉跟按压嘴唇的硬度差不多时,就说明眼压低于正常水平。当然,这种自测是主观感觉判断的。如果是高眼压患者,最好定期去医院检查,以免耽误病情。

5. 简单易行的面对面视野检查法

此法以检查者的正常视野与受试者的视野作比较,以确定受试者的视野是否正常。方法为:检查者与患者面对面而坐,距离约1米。检查右眼时,受检者遮左眼,右眼注视检查者的左眼;而检查者遮右眼,左眼注视受检者的右眼。检查者将手指置于自己与患者的中间等距离处,分别从上、下、左、右各方位向中央移动,嘱患者发现手指出现时即告之,这样医生就能以自己的正常视野比较患者视野的大致情况。此法的优点是操作简便,不需要仪器。缺点是不够精确,且无法记录供以后对比。

6. 如何向医生叙述病情

青光眼患者如果能够清楚地叙述自己的病情,对医生判断病情是有帮助的。那么,病人在向医生叙述自己的病情时应该注意些什么呢?

首先,必须告诉医生自己的主要症状和发病时间。进一步说明发病与什么诱因有关系。如眼睛胀痛是在着急、生气之后引起,还是过度疲劳、熬夜后引起,以及是否已在当地做过检查、眼压是否过高,最高是多少,是否做过视野检查、目前应用什么眼药等。

其次,还要告知医生以前视力怎样,是否戴过眼镜,是近视还是远视。曾患过什么眼病及全身病,特别是有没有糖尿病、高血压、心脏病、风湿性关节炎、结核病,是否长期应用过激素类药物等。

此外,告知医生家族史中是否有青光眼患者对病情的诊断也是很重要的。

7. 前房角检查

对于怀疑青光眼的患者,到医院就诊时有经验的眼科医生可能会进行前房角镜的检查,这项检查的适应证包括:裂隙灯检查发现患者前房角比较狭窄;青光眼或怀疑青光眼患者;倾向于有青光眼症状的虹膜新生血管患者;眼外伤患者及其他眼前部疾病的诊断。这项检查的主要目的是观察和评估前房角的功能。

前房角镜(gonioscope)有直接(折射式)和间接(反射式)两型。间接型可借助裂隙灯显微镜照明并放大,使房角结构清晰可见,已广泛应用,使用时与一般裂隙灯检查方法相同。

使用前应将前房角接触镜用肥皂水洗净,清水冲洗,拭干后浸于 1∶6 000 升汞液中 15～30 分钟待用。安放时,先在结膜囊内滴 0.5% 的卡因 2～3 次,令患者眼向下看,检查

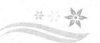

者把患眼的上睑向上提起,将盛满1%甲基纤维素或生理盐水的接触镜安放在结膜囊内,令患者双眼轻轻紧闭,以防脱落,使用时镜面与角膜空隙内不许有气泡,方能保持一个完整的屈光间质,有利于检查。

(1)正常前房角镜所见

1)房角前壁。①前界线,即 Schwalbe,是一条灰白色发亮略突起的细线条,为后弹力层止端,也是角膜与小梁的分界线。②小梁网(trabecular meshwork)亦称滤帘,是一条较宽的浅灰色透明带,随着年龄的增加,透明度降低,呈白色、黄色或深棕色,它的后中部可隐约透见巩膜静脉窦,其上常有色素附着,是房水排出的主要区域。③巩膜突,是紧接小梁网之后的一条极窄的黄白色带,也是前壁的终点。

2)房角后壁。为虹膜根部,是衡量前房角宽窄的主要标志。如虹膜根部位置靠前,虹膜末端隆起,则房角后半部的结构都被遮挡而看不见,房角就窄。反之,虹膜平坦,位置靠后,房角隐窝就能清楚显示。

3)房角隐窝。房角隐窝又称睫状体带,介于巩膜突与虹膜根部之间,由睫状体前端构成,为一条灰黑色带。有时可见到一些棕黄色树枝状分叉条索,横跨在房角隐窝的前面,称为梳状韧带。这是哺乳动物的残遗组织,不影响房水排出。检查前房角时,先做静态(原位状态)的观察,以区分其宽窄。病人两眼向前方平视,前房角镜放在角膜正中位置,不施加压力,这样就能准确地看到房角的本来状态。窄角者可用动态观察,就是嘱病人稍向某一方向注视,并将前房角镜略倾斜,使房角的结构尽可能地看清楚,以区分窄角的等级。检查时先把房角镜的反射镜置于上方,观察下方房角,然后将裂隙灯光及镜面横向或垂直移动,把四周都看清,写出检查结果。

(2)房角的宽度按 Scheie(1975)分类法

1)宽角(wide angle,W)。静态观察下,从前界线到睫状体带、虹膜根部等所有结构均能看到,有时还可看到梳状韧带。

2)窄角(narrow angle,N)。分Ⅰ~Ⅳ级。

窄角Ⅰ(NⅠ):从前界线到巩膜突都能看到,睫状体带看不见或仅见其前缘,但在动态观察下,可见睫状体带范围增宽或从看不见变为可见。

窄角Ⅱ(NⅡ):能看到前界线与滤帘,不见巩膜突;动态下能看见巩膜突,但看不见睫状体带。

窄角Ⅲ(NⅢ):只能看到前界线与滤帘的前 1/3,动态下仍看不到滤帘后半部。可见光带错位。

窄角Ⅵ(NⅥ):房角结构完全看不见,动态下可见前界线,或仅能见其部分。仍可见光带错位。

3)闭角(closure angle,C)。在眼压已下降的情况下,房角仍不能开放,说明已发生虹膜周边前粘连,称为闭角。

进行过前房角镜检查并进行详细记录后,医生会取出前房角镜,首先检查完毕,嘱患者稍向上看,一只手扶住前房角镜,另只手的食指轻压患者下眼睑的前房角镜边缘处,使其离开角膜,不要用力拔;然后用冲洗液洗净被检眼;最后使用

消毒液擦洗前房角镜。

前房角的宽窄及其在眼内压波动时的宽度变化情况,对诊断和治疗各种青光眼有重要价值。此外,前房角镜检查对前房角的异物或虹膜根部肿瘤、新生血管等的诊断也有帮助。

8. 压平式眼压计检查

压平式眼压计(Applanation tonometer)的测量原理:使眼压计的测压头与眼角膜直接接触,通过机械外力将本身为弧度的眼角膜压成一定的平面,通过外加压力来测量眼压。Goldmann 眼压计(GAT)就是压平式眼压计的典型代表。

(1)Goldmann 眼压计:GAT 于 1955 年由瑞士 Goldmann 发明,是根据 IMBER-FICK Law 设计的一种弹簧和通过杠杆系统压平角膜的眼压计。由于压平角膜的面积及外力而引起的眼内容量的变化都很小,因而,GAT 的精度比 SIT 要高很多;还有,因其能消除巩膜硬度对眼压的影响及准确的测量结果而在全世界广泛应用,并成为眼压测量的"金标准"。近年来,眼科界积极倡导用压平式眼压计取代压陷式眼压计。

GAT 的缺点:使用 GAT 测量眼压时,需将 GAT 附装在裂隙灯显微镜上,用显微镜观察,患者只能取坐位进行测量。

(2)Perkins 眼压计:Perkins 眼压计是一种手持式眼压计,其构造原理与 GAT 相同,只是测量范围不能超过 50 毫

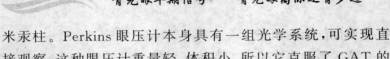

米汞柱。Perkins 眼压计本身具有一组光学系统，可实现直接观察，这种眼压计重量轻，体积小，所以它克服了 GAT 的缺陷，可用于坐位测量，也可用于卧位测量，并且携带方便。

（3）Maklakoff 眼压计：Maklakoff 眼压计是用半径 8.4毫米的柱形平面脚板，脚板上涂有合适的染料（如棕色、橙色、亚甲蓝等），病人仰卧注视固视点，砝码垂直放于角膜中央，1 秒后移开。将接触面复印于一张有酒精浸湿的白纸上，用眼压计附带的透明换算尺，测量白色圈的直径（压平直径）即可得出眼压。该眼压计可以避免泪液的表面张力，但所形成的泪膜可使染料脱色区大于真实压平面，影响准确性。瑞士的 Peter. W. Dekker 等发明的透镜眼压计，许德章等发明的智能便携式眼压计就是借鉴 Maklakoff 眼压计原理，用一个锥形棱镜来对眼角膜进行压平，棱镜的自身重量就是外加的机械力，通过滑套导向结构压平角膜，角膜被压平的面积通过光电信号来探测。

（4）Mackay-Marg 眼压计：该眼压计是由美国加利福尼亚大学 ELWIN MARG 和 R. STUART MACKAY 于 1960年设计的，其原理为：压力探头为一表面光滑的圆平面，其直径为 1.0 毫米，当该平面慢慢的接触到角膜，并直至探头表面完全压平角膜，并将该变化过程通过传感器记录下来并且放大显示到示波器上观测，将会出现眼压变化曲线。Tono-Pen 眼压计是一种手持式眼压计，其原理与 Mackay-Marg眼压计类似，通过压力探头压平人眼角膜，从而动态的获取人眼眼压曲线，再从曲线上获得眼压。其体积小，重量轻，电

池供能,携带方便,应用范围广泛,不仅可用于临床,也可用于动物实验。

9. 非接触式眼压计

虽然接触式眼压计有不同种类,但是这些眼压计因为需要与眼睛进行直接的接触并用外力压迫病人的眼角膜,病人非常痛苦,需要麻醉,而且极易因此带来病人之间的交叉感染,使用不方便。1971 年,B. Grolman 发明了一种非接触眼压测量系统,其后许多国家开始竞相研究非接触眼压测量技术。

(1)工作原理:非接触式眼压计(NCT)的原理是利用可控的空气脉冲,其压力具有线性增加的特性,使角膜压平到一定的面积,通过监测系统感受角膜表面反射的光线,并记录角膜压平到一定面积的时间,将其换算为眼压值。因此,NCT 也属于压平式眼压计。

(2)NCT 和 GAT 测量眼压值的比较:国内外学者都竞相研究 NCT 和 GAT 在测量眼压时的不同之处。多数学者认为 NCT 眼压测量值较 GAT 测量值偏低 0.133~0.267 千帕。NCT 眼压测量值较 GAT 测量值平均偏低 0.38 千帕,钟一声等对 112 例志愿者进行试验,其结果与胡茂生的基本一致。曾有报道当 GAT 眼压测量值大于 3.60 千帕时,NCT 眼压测量值明显偏低。Ducrey 发现在眼压低于 1.07 千帕和高于 5.33 千帕时,两种眼压计测量眼压值有明显差异,通过分析发现眼压在 1.33~2.67 千帕时,两种眼压

计测量眼压值差异最小,眼压大于 4.00 千帕时,二者相差最大。因此,临床上 NCT 眼压测量值为临界值时,需用 GAT 进行校正,以便及时发现病理眼压,避免眼压升高被忽略。NCT 的优点是避免了眼压计接触角膜所致的交叉感染,可用于角膜表面麻醉药过敏的患者;缺点是不够准确。

10. 其他类型的眼压计

(1)压曲式眼压计:当压平式眼压计与角膜接触时,接触点周围的角膜因为被向外推挤,造成压平区角膜组织的移位,影响了小梁和 Schlemm 管的滤过,从而影响房水的流出。为了减小眼球变形对测量精度的影响,开始出现了一种采用曲面探头的眼压计。1985 年 Krasnov 推荐了一种与 Maklkoff 眼压计相类似的,改用一个半径为 8.4 毫米的球形凸面脚板来测量的新型眼压计,其测量方法也与 Maklakoff 眼压计相类似。Digilab model 30R 气眼压计为一笔杆状装置,有一中空的活塞放置于多孔的套筒里,活塞中间部分有一与其垂直的挡板,末端为金属管,连接特制的测压头,测压头的顶端覆盖一硅胶膜。测量时,测压头的硅胶膜接触角膜,从套筒一端流入的气体在测压器内形成气房,产生一定的压力,将活塞外推,当眼内压和气房的压力相等时就可测出眼压。方春庭等研制了一种凸面眼压计,该眼压计的设计原理与 GAT 的设计原理基本相同,只是将 GAT 的测压头平面改成曲率半径为(与角膜曲率半径相同的)7.8 毫米的凸面,并在凸面中央刻一个 3.06 毫米直径的圆形刻线,作

为压平角膜固定面积的标志。其测量方法也与 GAT 相同。张舒仁等研究了一种压曲式眼压计,采用凹球面探头。为了使凹型压针能和角膜很好接触,压针的曲率半径要稍大于眼球的半径,为 10 毫米。探头结构与传感器耦合,将探头对准角膜轻轻按下,认为可靠接触角膜为止,传感器感受眼压的大小,由单片机处理测量结果并自动显示出来。

(2)Tonopach 眼压计:作为 GAT 的设计者,Goldmann 曾讨论过至少理论上角膜厚度会影响该仪器所测眼内压的读数。1997 年 Rotterdam 等研究发现,正常眼睛的角膜厚度和眼压之间还存在着一定的关系,角膜厚度每增加 10 微米,眼压的真实值在测量值的基础上增加 0.19 毫米汞柱。因此,可以通过角膜厚度对测量得到的眼压值进行修正,得到实际的眼压值。Tonopach 眼压计综合了超声波角膜厚度和眼压测量的各自特点,设计了可同时进行角膜厚度和眼压测量,并根据角膜厚度对眼压的测量进行校正的新型眼科仪器。该仪器角膜厚度测量采用超声波脉冲回波法,眼压测量借鉴 Mackay-Marg 眼压计的测量方法,同时在探头设计上采用以超声波换能器为主体,通过中央打空,放置压力传动杆的方法来实现一次接触同时测量的要求。

(3)压眼闪光眼压计:压眼闪光眼压计(PPT)于 1998 年由 Fresco 首先在临床应用,它通过在闭合的眼睑上给眼球施加一定压力,根据压眼闪光现象换算出眼压值,它不需要用表面麻醉药,不接触角膜,压针测量结果不受中央角膜厚度和角膜曲率的影响,在角膜屈光手术后的应用有特殊的价

值。PPT 的基本原理是根据压眼闪光现象来确定眼压的，该现象最早由亚里士多德发现。这种由非光线刺激眼部引起的闪光现象称为光幻视（phosphen）或压眼闪光，它可由外部施压或电刺激或 X-线刺激所引起。Fresco 利用该现象设计出 PPT，其形状类似笔形，基本结构是一弹簧压力装置，由探头、握计处、读数显示及重设键等部分组成。探头直径大小与 GAT 探头大小相同，测量时通过上眼睑施压于巩膜，以患者刚好感觉到闪光时的压力即为眼内压，通过刻度读出。另外，还有 Diaton 眼压计，其眼压测量公式为：$p = F/S = ma/S$（p 为眼压，F 为施加于眼球上的力，m 为压力传动杆的质量，a 为压力传动杆的加速度，S 为压力传动杆与眼球的接触面积），由于 m，S 是一定的，可以通过测量压力传动杆的加速度 a 来得到眼压 p。

（4）PASCAL 眼压计：PASCAL 眼压计设计原理为，眼压是根据心脏的搏动而在发生变化的，该眼压计成功的获取了根据心脏搏动而发生变化的眼压曲线，并根据此曲线得到眼压值。该眼压计的设计者认为 PASCAL 眼压计可能比 GAT 更精确。

11. 测量眼压为什么需要矫正中央角膜厚度（CCT）

　　根据 Imbert-Fick 原理，即球内压力等于使其表面压平的力除以压平的面积，Goldmann 设计了压平眼压计以测量眼内压。此眼压计至今仍被认为是最精确和最标准的眼压

计而广泛使用,但其先决条件是将眼球看作一个规则的球形并假设角膜硬度是固定不变的。然而,每个人的角膜厚度并不完全相同且变异较大,而厚度的改变主要是角膜实质层的改变,角膜实质层又由均匀一致的胶原纤维薄板组成,显然,随角膜厚度的增加其硬度也必然增加,这样要压平相同面积的角膜所需的力也必然增大,测得的眼压也就会"增高"。将检测过程数字化了的非接触式眼压计则将这种影响更明显地表现了出来。CCT 确实为影响眼压测量的一个重要因素,随 CCT 增加,所测得眼压亦增加,两者成正相关。事实上,Whitacre 及其同事进行的侵入性压力测量实验亦证实:设置一固定不变的实际眼压后,压平眼压随 CCT 值的增加而增高,随 CCT 值的减少而降低(在前房插入细管直接测量实际眼内压,通过在眼内灌注平衡液设定、控制眼压)。

　　CCT 每增加或减少约 27 微米所测得眼压将人为增加或降低 1 毫米汞柱。且在本研究所涉及的 CCT 和屈光度两个因素中,眼压仅仅与 CCT 一个因素有关,而与屈光度的大小无关。这在两种不同的分组研究中得到证实,即按 CCT 分组时,眼压在各组间的差异均有显著性,如按屈光度分组则眼压在各组间差异无显著性,且 CCT 在各组间差异亦无显著性,即中央角膜厚度与屈光度无关,这与大部分大标本的研究结果相同。屈光性角膜手术后(PRK 及 LASIK)所测得的压平眼压有明显降低,国内外已多有报道,显然这与手术后角膜厚度的明显减少有关。由于手术方式的不同,PRK 在角膜厚度减少的同时还损伤了组织较为坚韧、富含弹性的前弹力层,故术后测得的压平眼压下降幅度较LASIK术后尤甚。也有学者报道LASIK术后IOP与CCT仍然相关。同样,我们认为CCT也可作为鉴别高眼压症、早期单纯性青光眼及低压性青光眼的一个重要指标,Copt等的研究表明:高眼压症患者CCT值明显高于正常人及原发性开角型青光眼患者,而正常眼压性青光眼患者CCT值则明显低于正常人。显然对于这些患者除进行眼底、眼压及视野检查外,CCT的检查也是必要的,以便对其真实眼压有较为正确的认识,进而避免贻误诊断或给患者造成不必要的经济和心理负担。

至于如何估算患者真实眼压,多家统计结果各有不同,眼压每影响1毫米汞柱,CCT变化在31.30～55.56微米,本研究结果还提示CCT与年龄成负相关,与Wolfs等及Foster等的报道相同。我们建议:对眼压在21毫米汞柱上下的患者,特别是年轻患者进行CCT的检查,以便更好地了解其真实眼压,暂且以CCT值550微米为基准,每增减30微米眼压相应减增1毫米汞柱对患者眼压进行矫正,但具体及更精确的矫正公式还有待更大标本研究及进一步探讨、验证。

12. 为什么需要测量24小时眼压

眼压,是青光眼最重要而且最容易监控的指标,也是评价疗效的重要指标之一。眼压的正常统计学范围是10～21毫米汞柱,可生活中部分人眼压会达到或超过统计学上限值

（如 23 毫米汞柱）。那么，此类人群可否诊断为青光眼，而这种眼压又是否安全，会不会导致视功能的损害呢？

正常状况下眼压具有昼夜变化的规律，最常见的是晨间高，晚间低，但个体之间也存在着差异。此外，角膜的厚薄也与眼压的测量值密切相关。因此，眼压的波动是呈曲线状态的，并且存在 24 小时波动、日间波动和季节波动。正常情况下眼压的波动应小于 5 毫米汞柱，如波动范围大于 8 毫米汞柱则要怀疑病理性眼压。但是，通常的单次门诊眼压并不能使我们知晓一天中的峰值眼压及眼压的波动值，所以进行 24 小时眼压测量具有重要的临床意义。我们在一组针对正常眼压性青光眼的病理变化规律的研究中，发现超过 2/3 的患者眼压高峰值位于晚上 22:00 至凌晨 6:00，也就是说，这些患者的峰值眼压并不能在日间门诊时间（8:00～17:00）监测到。

首先，通过 24 小时眼压监测，患者可以更科学地了解自己在未用药状态下（或停药一段时间以后）的基础眼压及眼压变化情况，进而对青光眼予以确诊。其次，通过测量 24 小时眼压我们可以根据患者的峰值高度及波动规律来制订个性化的降眼压方案，确定安全的"靶眼压"，选择和调整合适的治疗方案。因为通常青光眼患者的眼压控制在峰值眼压下降 1/3 较为安全。此外，24 小时眼压监测对于指导患者用药也有积极的作用。

总之，通过 24 小时眼压监测，不仅可以对疑诊青光眼患者辅助确定诊断，而且对于确诊青光眼患者可以明确治疗目

标,实现个性化治疗的目的,而不是盲目地降眼压治疗,从而达到 24 小时持续眼压控制,阻止视功能的进一步恶化。

现将 24 小时眼压测量具体方法介绍如下。

(1)测量前准备:传统方法 24 小时眼压监测:根据眼压监测的现行实施情况,传统方法下不强调受检者测量前的准备工作,但建议完成中央角膜厚度测量。习惯性体位 24 小时眼压监测:该监测方案强调能够反映出接近人体生理节律的眼压波动情况,对测量前的准备工作要求较为严格,预先调整生物钟,增加测量结果的可比性,以及排除影响眼压波动的主观因素。测量前 1 周,受检者每天保持 8 小时的关灯卧床睡眠时间(夜间/睡眠期间)。测量前一天开始,受检者不能饮酒,不能食用影响眼压的食物(如咖啡),完成中央角膜厚度的测量和记录。测量当日,受试者可以正常进食和饮水,但每次饮水避免在测量前半小时内,每次饮水量不得超过 500 毫升,以避免影响检测结果,注意每次饮水量、用餐时间并不固定。患者准备:对于需要了解治疗前基线眼压的患者,须经过降眼压药物的洗脱期;对于需要了解降眼压药物治疗期间的眼压波动,要求患者保持平时用药种类与数量,记录测量前 2 周内的用药情况。

(2)数据采集:所有眼压测量均由同一人进行。每个时间点测量两次,若相差大于 2 毫米汞柱,进行第三次测量,取相近的两次求平均值。若无法由同一人完成,可安排搭配组合,但是必须同时接受技能培训,并共同完成 10 例以上的临床 24 小时检测的配合,对比检测结果,保证误差小于正常误

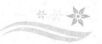

差范围内,可安排搭配为患者实施 24 小时眼压监测。所有眼压测量尽量应用同一个设备。

(3)关于规范 24 小时眼压监测的报告单的建议:建议填写患者的基本信息,包括初步诊断和目前治疗情况,选择相应的眼压监测方法,若采用习惯体位测量,应注明夜间平卧位的时间。在眼压计矫正方面,传统监测方法下需要所使用的眼压计在首次测量时与 Goldmann 眼压计进行比对,习惯性体位监测方法下所使用的眼压计分别在首次坐位和平卧位测量时与 Accupen 或 Tonopen 电子压平眼压计进行比对,填写比对结果。

13. 如何选择青光眼激发试验

原发性青光眼可分为闭角型和开角型两大类。当有眼压升高、视乳头凹陷、视野缺损时,诊断青光眼并不困难。但许多早期或不典型的青光眼病例,只有间歇性眼压升高,视乳头和视野都正常,诊断就相当困难。为了能使这些病例得到早期诊断和及时治疗,许多眼科学家经过长期努力,创造出许多诊断试验。所谓青光眼激发试验,就是模拟青光眼发病的病理生理过程,人为地使眼压升高,以此判断有无青光眼的存在。现将常用的几种激发试验的方法和适用范围作一介绍。昼夜眼压波动检查是了解眼压变化,并不属于激发试验。但由于其在早期诊断青光眼中很有价值,所以在这里一并介绍。

(1)暗室俯卧试验:暗室俯卧试验安全,比较符合生理情

况。本法是把暗室试验和俯卧试验结合起来,适用于前房角窄的病人。在暗室中,瞳孔会轻度散大,对于窄前房角者,虹膜根部可能会贴附于小梁,使眼压升高。俯卧时,由于晶状体重力作用可使瞳孔阻滞增大,继而可使眼压升高。联合这两种试验可以提高阳性率。方法:让被检查在明室中休息半小时后测量眼压,然后进入暗室,俯卧于检查床上。如果限于条件,也可以坐于桌前,双手掌向下,靠于桌上,额部枕于手背上。一小时后仍在暗室里,用微弱的红灯光照明,测量眼压。若试验后眼压升高值为 8 毫米汞柱以上,结果为阳性,仍在暗室里立即检查前房角。见前房角部分或全部关闭,即可诊断为闭角型青光眼;如果前房角仍开放,则不诊断为闭角型青光眼。因为睡眠后瞳孔缩小,达不到使瞳孔散大的目的,故试验过程中,被检者应睁眼,不要睡觉。若试验 1小时后结果在可疑范围,则可延长试验时间 30～60 分钟。对于试验结果阴性的人,不能做出排除青光眼的诊断。可以重复本试验。

(2)散瞳试验:对于疑似闭角型青光眼暗室俯卧试验阴性,可考虑进行本试验。因为在窄前房角者中,散瞳后虹膜根部贴附小梁的可能性更大,所以本试验的阳性率比暗室俯卧试验高。但由于本法容易引起青光眼急性发作,故每次只在一只眼上进行试验。被检者应限于能联系者,以便试验回家后如有青光眼急性发作,能及时联系处理。方法:试验前测量眼压。如果眼压正常,就滴 1％后马托品一滴,滴药后瞳孔散大 5 毫米时开始测量眼压,以后每隔 15 分钟测一次。

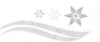

并记录瞳孔大小。在试验后眼压升高8毫米汞柱以上,结果为阳性。立即检查前房角,见到前房角部分或全部关闭,则诊断为闭角型青光眼。散瞳药10%新福林,它可使虹膜血管收缩,虹膜变薄,故试验的阳性率不高。必要时可用2%后马托品,但因其散瞳作用时间较长,应谨慎使用。禁用强散瞳药,如阿托品、莫若碱。试验结束时,应滴入弱缩瞳药,如0.5%～1%毛果芸香碱,缩小瞳孔。但不要滴用强缩瞳药,因为它们显著增加瞳孔阻滞,可能引起青光眼急性发作。对于被检者应观察足够长时间,直到瞳孔缩小、眼压正常才可回去。回家后如有青光眼急性发作症状,则迅速就诊,不得延误。试验过程中,眼压升高值已达8毫米汞柱或眼压已达35毫米汞柱,就应及时中止试验,切勿使眼压升高至40毫米汞柱以上。

(3)饮水试验:本试验是估计房水外流功能。在短时间内大量饮水后,血液稀释,渗透压降低,可使房水生成增加。若小梁功能正常,过多的房水可及时排出,眼压不能明显升高;小梁功能受损,过多的房水不能及时排出,眼压就会明显升高。本法适用于前房角宽的病人,但闭角型青光眼的阳性率也很高。试验前应停用缩瞳药和其他影响眼压的药物至少2日。

方法:试验前禁食至少4小时,所以一般把试验安排在清晨。测量眼压后,嘱被检者于5分钟内饮水1升。如果病人不能按量多饮,可酌量减少至750毫升。通常饮水后10～20分钟眼压就会升高,故饮水后第一次眼压测量最好在饮水后 10 分钟进行。以后每隔　　分钟测量眼压 1 次,共 4 次,于饮水后眼压升高值在 8 毫米汞柱以上,或饮水前眼压低于 30 毫米汞柱者上升到 30 毫米汞柱以上,试验结果为阳性。也可以在饮水前后进行眼压描记,除了观察眼压改变外,还可观察压畅比的改变。由于相当一部分人饮水后巩膜硬度显著降低,用眼压计进行本试验时可出现假阴性结果,所以宜用压平眼压计。于第一次试验结果为阴性,次日可重复进行。如仍为阴性,则 3 个月内不必再进行本试验。本试验不要饮用温水,否则易引起被检查呕吐。各种饮料的渗透压高于水,饮用后起不到像水一样稀释血液的作用,所以应避免使用。对于高血压、心脏病患者不要进行本试验,以免引起心力衰竭、肺水肿等。

(4)昼夜眼压波动:正常眼和青光眼的眼压在一昼夜 24 小时内均有波动,且有一定规律,因人而异。但对某一个人来说,其规律比较恒定,一般眼压在清晨 4～7 时最高,夜间最低,但高峰眼压也有在夜间的,或呈双高峰的。正常眼和青光眼的昼夜眼压波动明显不同。正常眼的波动范围常为 2～4 毫米汞柱。青光眼的波动范围明显大于正常人,其中以开角型青光眼最大,可达 15～20 毫米汞柱,闭角型青光眼最小,继发性青光眼居中。昼夜眼压波动是早期诊断青光眼的不可缺少的一项检查,其阳性率超过其他任何激发试验。方法:每 2 小时测量眼压一次。大多数人眼压在晚上 10 时以后至次晨 5 时前处于低水平范围,同时为了让被检者充分休息,在夜间可免去测量。清晨测量时,被检者应不起床,否

则眼压可能降低。具体时间安排:上午 5 时、7 时、10 时,下午 2 时、6 时、10 时,共测量 6 次眼压。也可以 3 小时测量一次。为了减少误差,应由同一检查者用同一眼压计进行测量。昼夜眼压波动值小于 8 毫米汞柱者为正常,5~7 毫米汞柱为可疑,8 毫米汞柱以上者为病理性。

各种青光眼激发试验都比较费时间,被检者有一定程度的不适,有的试验容易引起青光眼急性发作,所以选择激发试验时要仔细考虑。现在 Goldmann 压平眼压计、前房角镜、眼压描记、视野检查等已得到较广泛应用。通过这些检查常常可以判断一眼有无青光眼,一般没有必要再做激发试验。只有那些通过上述检查还不能确诊的病例,要选择适当的激发试验,以便明确诊断。常用的激发试验中,有的适用于浅前房、窄房角的,有的适用于深前房、宽房角的。选择激发试验前,应检查前房深度和前房角。前房深度可用手电筒侧照来估计,有条件的话可用 Hagg-rsreit 厚度测定器来测量。前房角可用 Goldmann 前房角镜来检查。前房浅、前房角窄,应选择暗室俯卧试验,必要时选择散瞳试验。前房深浅正常、前房角宽,应选择饮水试验和昼夜眼压波动检查。只有遵循一定步骤,根据眼球解剖特点合理地选择激发试验,才能达到尽快地明确诊断的目的。否则,只能增加病人负担,收效甚微。

14. 什么是视野检查

(1)视野的现代概念与视野计的发展史:视野是指受检

眼（单眼或双眼）注视不动时能够发现目标的空间范围，又称感受野（receptivefield）。视野检查是指测量视网膜黄斑注视点以外的视力即周边视力而言。视野的概念要追溯到公元前5世纪，视野即是当眼球向正前方固视不动时所见到的周边空间区域。17世纪Mariotte发现了视神经乳头与生理盲点的关系，因此成为第一个描述特殊暗点的人。1801年，ThomasYang第一次真正测量了视野；1856年，vonGraefe设计了原始的平面视野计并用于临床；1869年，Foster制造出弧型视野计；1889年，Bjerrum把平面视野计改进为我们现在所用的形式；1945年，Goldmann设计制造出半球形投射视野计。20世纪70年代以来，随着电子计算机的发展，一系列计算机控制的自动视野计相继问世。

（2）视野缺损发生机制：光阈值增高是几乎所有视野缺损的共同表现，不同类型视野缺损只是在缺损分布上和光阈值增高幅度上有所区别。根据视网膜神经纤维的分布、视神经及视路的解剖特征，目前已经能够解释各种类型视野缺损的分布情况，然而，对于光阈值增高和视野缺损的发生机制迄今尚无定论，有待于进一步研究。

15. 如何使用弧形视野计检查视野

弧形视野计典型设计为半径330毫米的半环弧形板。弧形视野计以手持视标或投射光作为刺激物，通过旋转半环弧形板于不同角度可测定视野的不同径线。弧形视野计多为白色背景，弧形板背面刻有偏心度。弧形视野计常用于测

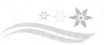

定周边等视线。所以采用的视标和检查距离记录为：视标直径/330(毫米)。

16. 如何使用平面视野计检查视野

平面视野计最常用的是正切视野屏，一般用黑色绒布制成的无反光布屏，从中点向外用白线标记出 5 个同心圆和 4 条子午线，中心点与最小环之间及其他各相邻同心圆之间的间隔均为 5°。视野屏中心有一白色固视点，以黑色无反光长杆前端装有不同大小白色或彩色小圆盘作视标，检查距离可为 1 米或 2 米(常用 1 米)，分别可检查 30°和 15°视野范围。

(1)受检眼注视视野计中央的固定点，另一眼遮以眼罩，置下颌于下颌托上。

(2)先测出生理盲点，借以了解患者是否理解检查和回答的方法，以及是否会合作注视。

(3)用视标从视野计的正中向周边或从周边向正中移动，在各子午在线检查，同时询问患者何处看见或看不见视标，随时用小黑头针记录暗点的界限。最后把所得的结果转录到视野表上。

17. 如何使用 Goldmann 视野计检查视野

1945 年 Goldmann 半球形视野计问世，是视野学发展史上的重大突破。它集多种特性于一体，从而可以了解视野的全貌。20 世纪 50～70 年代,Goldmann 视野计在西方被公认为标准视野检查仪。Goldmann 视野计光阈敏感度的最高值仅为 19dB,故就敏感度和精确度讲,仍属于阈上值半自动定量视野计。计算机视野计问世后,出现了新型阈值Goldmann 视野计,使其光阈敏感度从 19dB 提高到 34dB。Goldmann 视野计主要用于动态等视线检查和超阈值静点检查,虽然该视野计也可做静态阈值定量检查,但因耗时太长而较少应用。

(1)检查时让受检者始终保持注视正前方的固视点,在视野屏其他位置出现闪亮光点时立即按一下蜂鸣器。

(2)开始检测后,需首先确定中心等视线阈值光标。

(3)测定生理盲点范围并测绘中心等视线。

(4)再确定周边等视线阈值光标并测绘周边等视线。

(5)最后进行超阈值静点检查。

18. 如何使用自动化视野计检查视野

有各种类型和型号的计算机自动视野计,其中以 Humphrey 和 Octopus 的各种型号在国内外各医疗单位较常用。

(1)Octopus 视野计:为全自动投射式视野计,1971 年第1 台自动静态视野计问世,1976 年 Octopus201 型进入市场。Octopus 系列微机视野计的刺激器基本移植了 Goldmann视野计的设计标准,唯其投射方式改用了计算机自动控制的方向头和步进电极,实现了全自动化。Octopus 采用了红外线摄像加闭路电视连续监视和生理盲点随机监视两种眼位

监视法。其背景照明选用了 4asb 的暗光,有利于发现杆状细胞的异常。

1)点击主菜单视窗中 Central 30-2 按钮,选择 Central 30-2 阈值测试程序。

2)选择检测眼别、输入患者资料(编号、姓名和出生年月日必须输入项),然后点击 proceed(执行)按钮进入测试开始视窗。

3)在测试开始视窗中可选择 Display Status(显示参数)选项显示当前测试的基本参数,并可通过 Change Parameters(更改参数)按钮改变这些参数。参数设置完成后点击 Start(开始)按钮开始测试,初始化注视成功后点击 continue(继续)按钮开始进行测试。测试过程中可点击 pause/change(暂停/更改)按钮使检查暂停,让受检者稍事休息。点击 test speed(测试速度)按钮,可以在测试中调整测试的速度。点击 cancel test(取消测试)按钮,可取消当前测试。

4)测试结束时,点击 Save on disk 按钮(存档)保存测试结果,也可以将所要的测试结果存在多张软盘上,还可以用这个按键保存前面已经放弃保存的测试结果。点击 Display status(显示状态)按钮可以查看已完成的测试的参数。点击 Test other eye(测试其他眼睛)按钮可以回到 30-2 Threshold 开始测试视窗来测试另外一只眼睛。用 Zoom(缩放)按钮可以在 30°和全视野范围切换观察结果图。

5)点击视窗右边的打印机图示,即可进行检测结果打印。针对各种临床疾患的检测目的所选用的程序不同,打印结果形式也不尽相同。

（2）Humphery 视野计：Humphery visualfield analyzer（HFA）是继 Octopus 之后出现的具有代表性的光投射式微机视野计，在美国非常流行。HFA 是一个全自动的独立完整系统，目前被公认为标准的视野计，与 Octopus 的差别在于：它采用的背景照明为 31.5asb 的办公室照明，刺激靶的亮度范围是 0.08～10 000asb，受检者如同在自然环境中接受检测，感觉舒适，但对于杆细胞异常病人的敏感性较差。每 1 次检查过程中，光标的强度是可变的，而光标的大小是恒定的，光标的大小从 Ⅰ～Ⅴ 是可调的，这样对检查视野缺损严重的患者提供了有利条件。HFA 光标持续时间为 0.2秒，光标的位置无任何规律，是随机出现的，这一点提高了患者的注意力；HFA 采用的注视监视系统是 Heijl-Krakau 的生理盲点监视技术，使用此监视系统，可以去掉假阳性，从而提高检查的准确性。

1）Humphrey 视野计检测策略包括全阈值、SITA 标准程序和 SITA 快速程序。SITA 策略比旧策略明显优越，SITA 标准程序更精确，也更能纠正患者的错误，但它却不如 SITA 快速程序快。SITA 快速程序最好运用于年轻患者或曾经接受过阈值程序检测的患者。

2）统计分析策略软件从早期的 STATPAC 到现在的STATPAC2，以及最新的青光眼进展分析软件，包括了青光眼视野损害变化的概率分析、青光眼半视野检测、线性回归分析等功能模块，通过计算机自动统计分析，帮助医生对视

野检测结果进行分析并有助于观察病人视野的变化。

19. 哪些因素影响视野检查结果

（1）环境因素：环境安静，并保持洁净，应设置在独立的单间暗室，防止喧哗，使患者集中注意力。室内温度应保持在20℃～22℃。

（2）心理因素：初次检查者都有紧张合理，我们应该保持良好的服务态度，做好耐心细致的工作，消除各种不良因素，特别是对待小孩，更应该和蔼可亲，取得信任，争取合作。如果因患者紧张而导致结果不准确时，应让其休息片刻后重新检查。

（3）理解程度的影响：与文化程度的高低和年龄大小有明显的关系，文化程度高、年轻，检查结果准确性高。反之，假阳性、假阴性增多，结果准确性降低，这就要求检查者根据不同的患者做耐心细致地讲解和示范，耐心说明本项检查的目的、意义和注意事项及大致过程，说明中心注视、视标等概念，并嘱咐患者受检眼必须一直固视前面的视标，开始后会有白色的或蓝色的闪光在中心或中心以外出现。这些闪光有时较亮，有时较弱，当受检查者看到一次闪光时就立刻按一下键，按毕即抬起，闪光时不要转移视线去查看，对于理解差的患者应反复示教，在其充分理解后才开始检查。

（4）检查过程的影响：检查前患者先暗适应，检查时一般先查健眼，后查患眼，检查受检眼的同时，对侧眼要用眼罩遮盖，避免光线射入，视野检查需要受检查前调整好患者的体位、头位、眼位。一般要求高度适中，下颌紧贴支颊架上，前额紧贴额架上。瞳孔应在监视器的中央，使之处于舒适的状态。在检查过程中，应不断提醒患者专注固视点，以防受检眼不自觉地转动寻找视标，如病人出现视力疲劳，流泪或者身体不适，恶心、头痛，可暂停，休息 1～2 分钟或待症状消失后，再鼓励其继续完成检查，一眼检查完毕，休息 2～5 分钟再查另一眼。上睑下垂或皮肤松弛者，可用胶布将上睑提起，以减少上睑对上方视野的影响。

（5）瞳孔大小对视野的影响：瞳孔过小，进入眼内的光量减少，可引起光敏感度下降或视野缩小，瞳孔过大则影响视网膜成像的质量，因此要求瞳孔直径在正常范围，不小于 2 毫米。因此，青光眼患者如已用药缩瞳，应停药 2～3 日，待瞳孔恢复自然状态时，再接受视野检查。

（6）屈光状态的影响：有屈光不正和老视者应戴上矫正眼镜，使光标清晰聚焦于视网膜上。如果受检眼－400 度以下的近视可不戴眼镜，对于－400 度以上的近视，应根据患者年龄在原镜的基础上加减年龄对应凸透镜来确定矫正镜，且避免镜片偏斜，以免造成误差。若角膜、晶状体、玻璃体等屈光间质有混浊时，可能出现视野缩小或暗点，高眼压期角膜雾状水肿，应待眼压降至正常，角膜水肿消退后再测视。

（7）模仿和伪装：视野检查属主观检测，一些有外伤纠纷问题的患者，结果可能与临床体征不符。

（8）内在因素的影响：如受检查者心情不舒畅、失眠等均可影响结果。此外，睑型、眼裂大小、鼻梁的高低、眶缘的凹凸,以及眼球在眶内的位置均可影响视野的大小和形状。

(9)操作者的影响:检查者要熟练地掌握视野计、检查程序和检查技巧,掌握临床各种疾病视野改变的特征,了解患者的病情。选择有效的检查程序,以提高视野检查的敏感性和特异性。一般中心30°阈值检查程序就足以发现已经产生视觉症状或神经系统症状的患者的视野缺损。青光眼选择中心30°,59点阈值检查;疑诊视网膜色素变性,视网膜裂劈症等,应做全范围的视野;对于黄斑病变应重点检查中心10°范围,视野检查的可信性指标如固视丢失率>15%,应先检查受检眼是否正对固视点或患者是否掌握其检查方法,再考虑重新测试。因蓝黄程序比普通程序可提前2~3年发现早期视野缺损。如怀疑视野有改变,而普通程序检查组正常,可改用蓝黄程序进行检测。每人检查完毕,应擦净支架并及时关闭电源开关。盖上保护罩以免落上灰尘而影响视野计背景照明的光路。严格遵守操作常规,使之处于良好的工作状态。

20. 为什么需要检查视网膜神经纤维层(RNFL)缺损

早期诊断是青光眼治疗的关键,视神经或RNFL损害常为青光眼损伤的早期表现。有研究表明,在青光眼患病早期视神经及RNFL的损害可能已经存在,然而常规的静态视野检查结果却显示正常。因此,视乳头和RNFL的系统检查对青光眼的早期诊断及评估青光眼的视神经损害程度很有帮助。用 OCT 检查 RNFL 厚度及视乳头相关参数对于发现早期青光眼的敏感性和特异性较高。

青光眼患者的 RNFL 厚度较正常对照组降低，且随着青光眼病程的进展，RNFL 厚度逐渐降低，说明 RNFL 厚度是诊断青光眼的一个敏感指标，对于青光眼的早期诊断具有一定的价值。同时，对视乳头参数的检测发现，与正常人群相比较，青光眼患者的 DA 无明显变化，而 CA、CV、C/D、水平 C/D 和垂直 C/D 均显著增加，RA 和 RV 均显著降低，且随着青光眼病程进展，增加或降低幅度越来越大。说明视乳头参数也是早期诊断青光眼的一个敏感指标。通过对正常人群和早期青光眼患者的 RNFL 厚度和视乳头参数 AROC 的计算发现，对于 RNFL 厚度来说，平均 RNFL 厚度 AROC 值最大，达到 0.912，其次是上方 RNFL 厚度 AROC 值，鼻侧最小，但也达到 0.726，说明平均 RNFL 厚度的诊断价值最大，各方向 RNFL 厚度对于青光眼的早期诊断均具有较大的作用和意义；而对于视乳头参数来说，C/D 的 AROC 值最大，达到 0.687，且各参数的 AROC 值均大于 0.5，说明 C/D 的诊断价值最大，检测视乳头参数有助于青光眼的早期诊断。

21. 什么是电生理检查

视诱发电位（VEP）的测试已广泛应用于各种视神经疾病的诊断。由于青光眼被认为是一种神经节细胞和视神经功能发生障碍的疾病，故用 VEP 的检测发现早期青光眼，可

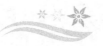

能是一种很有用的方法。

（1）VEP 检测视功能障碍的优点：VEP 对轻微或隐匿性的视功能异常是很敏感的检测方法，已表明对脱髓鞘性疾病，局部缺血和前视路受压引起的视神经损害极为敏感，VEP 较行为方法测定视功能有几个明显的优点：VEP 表现的是一种神经反应，即不需要语言，也不需要行为反应。行为不合作者，异常眼运动，缺乏或无语言能力者及学习困难者均可进行检测，因此是客观的检测方法；作为一种神经反应，VEP 用于估价神经功能，而不是测定视力，如视神经传导延迟，两眼刺激总合，两眼抑制，立体视觉，色视觉；各种年龄的患者均可使用同样的刺激过程检测，并且在任何年龄组，均可有同样的反应出现；只需要很少的配合，病人注视刺激屏幕并保持精神放松和相对的安静即可。VEP 整个检测过程只需 30～90 分钟。

（2）VEP 在发现早期青光眼性损害方面的意义：VEP 可用于发现早期青光眼性损害。国外已有报道，青光眼患者的 VEP 波幅降低和潜伏期延长。VEP 潜伏期与视乳头凹陷增大和视野损害有关联。慢性单纯性青光眼早期患者的视乳头上下极束状神经纤维早期受破坏，继而出现视野缺损。视野缺损是青光眼存在的结果。早期诊断青光眼取决于能否发现早期出现的视神经纤维的损伤。VEP 对视神经损害非常敏感，如上所述，40％的视神经纤维丧失，视野计检查的结果可完全正常，而用 VEP 进行检测，则可能发现异常。文献报道：如果高眼压引起的视经神损害尚为可逆性，

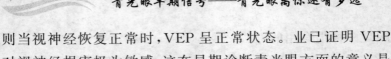
则当视神经恢复正常时，VEP 呈正常状态。业已证明 VEP 对视神经损害极为敏感，这在早期诊断青光眼方面的意义是重大的。

（3）青光眼和高眼压患者的 VEP 改变：青光眼患者和高眼压患者有视神经纤维损害时，VEP 的 P 潜伏期延长，波幅下降。当损害严重时，VEP 呈平坦的曲线。

（4）VEP 与青光眼性视野缺损的关系：视野检查对诊断青光眼非常重要。典型青光眼中心视野改变有：鼻侧阶梯；血管暗点扩大，旁中心暗点，弓形暗点及扇形暗点。第 1、2、4、5 项视野缺损均系神经束受损所致，因为 Bjerrum 区的神经纤维束最容易受高眼压的影响，这些视野改变被视为早期青光眼体征的一部分，视野缺损的发生与眼压高低直接有关。视网膜神经纤维进入视乳头集合成束状是有规律的。周边部视网膜内的神经节细胞纤维位于视网膜神经纤维的最深层及位于视神经的最外层，视乳头的表面及其中心部分。进入视乳头内弓状纤维束的这种分层使之有可能因为束内的任何一点的细小病变，破坏视网膜某一孤立的远端的纤维，其结果引起旁中心暗点。如果病变进展，则暗点扩大。直至破坏到周边及生理盲点，而形成弓形暗点。离开视乳头的视网膜病变不会形成完全的弓形暗点。因此，引起青光眼性视野缺损的早期病变必定是在视乳头边缘。青光眼的视野检查历来是用动态或静态视野检查法，它是一种心理物理学的测量，检查时必须遵守操作规程，熟悉使用视野计的性能。这种检查方法目前仍在使用，因为它可靠且安全，但也有某些不足之处,如受检者必须具有一定的文化程度,文化水平低的患者不能做出准确的应答反应;也多少受客观因素的影响,使检查结果不够准确。

22. 如何用 VEP 检测青光眼或高眼压患者

做 VEP 检测时,各种条件必须严格规定,首先从受检者的角度考虑,受检者应无神经系统疾病,屈光间质要清晰,每眼视力均在 0.1 以上;瞳孔要等大,必要时使用人工瞳孔。在整个检测过程中,要始终保持精神集中,并注视视刺激屏幕上的视标,这样才能引出良好的 VEP 反应。注意集中与否与 VEP 波幅有很大关系,当精神不集中或不注意时,反应会变小。最好让受检者在检测过程中默数刺激的次数,这样可达到保持注视的目的。屈光不正时对 VEP 检测也有影响,如屈光不正严重时,要配戴矫正眼镜。VEP 检测时的环境背景光要恒定或在暗室中检测,视刺激屏幕的平均照度也要固定在某一照度。整个视刺激屏幕一般高和宽在 $10°\sim20°$ 视角范围内,受检者与刺激屏幕的距离一般为 $1\sim1.5$ 米。

23. 角膜内皮镜检查

角膜内皮细胞的正常形态和功能对角膜透明至关重要。用临床角膜内皮显微镜,通过所拍摄的照片可以观察角膜内皮细胞的大小、形状、细胞密度和细胞的转变过程,对内皮细胞的形态改变可以做深入的了解。角膜内层是由单层扁平六角形细胞所组成。这些细胞大小相等,分布规则,边界清晰,细胞边界的交叉角为120°。它的细胞形态随年龄而有差异。内皮细胞计数在个体中存在较大的差异。正常人在30岁以前平均细胞密度为3 000～4 000个/平方毫米,31～40岁为3 000个/平方毫米左右,41～50岁为2 800个/平方毫米,51～60岁为2 600个/平方毫米左右,61～80岁为2 400～2 500个/平方毫米,80岁以上为2 160～2 400个/平方毫米。一般认为维持正常角膜内皮屏障功能所需最低临界密度为700个/平方毫米。当内皮细胞因种种因素受到影响时,其修复主要靠附近健康细胞的扩展和移行来完成。角膜的透明性由角膜无血管及"脱水状态"共同维持,角膜内皮层存在的泵功能对角膜半脱水状态起着极其重要的作用。任何导致角膜内皮损伤的因素,可使角膜内皮层正常的屏障结构受损,从而引起角膜水肿而失去透明性。在青光眼急性发作时,可以引起不同程度的角膜内皮损伤。眼压高引起的房水动力学改变,造成房水循环障碍,导致缺氧、代谢毒性产物聚积、房水内营养物质减少等。不仅影响内皮细胞的主动运输功能,而且造成内皮细胞不可逆转的损伤。如果病情需要手术,术前发现内皮细胞密度明显减低,必须采取一定的预防措施,并与病人及其家属交代清楚,手术后有角膜失代偿、视力降低的可能。目前,随着显微手术技巧的提高及手术中黏弹剂的使用,使手术操作对角膜内皮的损伤大大减少。

24. 什么是疑似青光眼

临床上,常可碰到一些病人仅有青光眼的部分症状(如眼胀、头痛、阅读疲劳、虹视等),而眼压在正常范围或在临界线上,使早期诊断发生困难,这就是所谓疑似青光眼。

(1)情绪激动或在暗处停留过久(如看电影、电视或在暗室工作),便有眼胀、头痛、视物模糊,眼前如同有一层云雾,这是闭角型青光眼的早期症状。多次反复出现后,有可能突然进入急性大发作期。

(2)早晨起床后看书报较吃力,易出现鼻梁根部酸胀和眼眶前额胀痛。因为正常人的眼压有昼夜波动的规律,一般清晨偏高,夜间较低。青光眼患者 24 小时的眼压波动幅度更大,故早晨眼压就更高,就会出现症状。

(3)晚间看灯光出现五彩缤纷的晕圈,好比雨后天空出现彩虹一样,医学上称虹视。这是由于眼压上升,角膜水肿而造成角膜折光改变所致。

(4)视力逐渐下降,验光配镜视力矫正不到 1.0(对数视力表为 5.0),尤其高度近视者,戴适度的眼镜后仍常有头痛眼胀感。

(5)40 岁以前出现老花眼,或因眼调节功能减退,花镜度数变化很快需频繁更换者。

(6)平时饮水较多。青光眼患者在一次性喝水超过 300 毫升的时候就会出现头痛。出现这样的原因是因为在饮水的过程中过多过快,这就导致了血液稀释引起的渗透压降

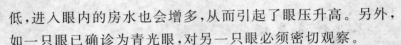

低,进入眼内的房水也会增多,从而引起了眼压升高。另外,如一只眼已确诊为青光眼,对另一只眼必须密切观察。

早期发现青光眼疑似症状非常重要,一旦出现原因不明的头痛,头晕,眼胀,看灯光周围出现"彩虹",视物模糊,眼干涩、疲劳等,需要立即去医院诊治,千万不能擅自服用镇痛药或安定类药,以免使症状暂时减轻而掩盖病情,引起误诊。青光眼的诊断应靠眼科医生,所以一旦发现自己有青光眼类似不适症状,还是要及时去医院进行诊断。

25. 哪些情况医生会怀疑青光眼

早期发现青光眼是治愈青光眼的最关键部分,但是早期诊断出青光眼的可能性很小。如果青光眼已经发展到中晚期,虽然很容易诊断,但视功能(视力、视野)已经有严重不能恢复的损害。最好在早期就能诊断,早发现早治疗是预防青光眼失明的关键,因此需要了解一些青光眼类似不适症状,及时判断,及时去医院进行诊断。要做到这一点,关键在于能够弄清哪些人具有"危险因素",即所谓疑似青光眼。

(1)头痛、眼胀、视物模糊及灯光周围出现五颜六色虹视光环的中老年人。

(2)家庭成员中有青光眼病史者,尤其是母亲或母系的亲属。

(3)40岁以前出现老花眼,或因眼调节功能减退,花镜度数变化很快需频繁更换者。

(4)高度近视配戴眼镜后,仍常有头痛、眼胀感者。

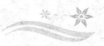

（5）夜盲、暗处适应功能差和视野狭小者。

（6）喝水较多，因一次性饮水过多而出现眼胀、头痛者。

（7）就医检查发现前房较浅者和视神经乳头凹陷较大者。

（8）多次测量眼压过高，都在 22 毫米汞柱以上者。

（9）滴用散瞳眼药后，眼胀、头痛者。

（10）高血压和糖尿病患者。

早期发现青光眼疑似症状非常重要，对有的可疑青光眼病人一次检查不能诊断，需要长期复查，对视力、视神经情况追踪观察，就好比一个可疑的小偷，在他没有偷东西以前不能说他是小偷，只能监视，一旦发现他伸出贼手就可以抓他了。对可疑青光眼病人，一旦发现其视神经损害就可以诊断，必须积极治疗。

26. 疑似青光眼下一步怎么检查

首先，应测量眼压。眼压大于 3.20 千帕（24 毫米汞柱）为病理性高眼压，但一次眼压偏高不能诊断青光眼，而一次眼压正常也不能排除青光眼。因为眼压在一日内呈周期性波动。日眼压波动大于 1.07 千帕（8 毫米汞柱）为病理性眼压。正常人双眼眼压接近，如双眼压差大于 0.67 千帕（5 毫米汞柱）也为病理性眼压。一般我们把连测 3 日眼压为最简便方法，每日上午或下午定时测量 3 日的眼压，如均高出正常范围或有两日高于正常者，再进行其他检查。另外，对可疑青光眼患者还可测 24 小时眼压曲线：根据正常眼压 24 小

时内有波动的特点(一般上午较高,午后及半夜较低),24 小时内测量 6 次眼压,一般上午 5、7、10 时,下午 2、6、10 时各测 1 次,将测得的眼压绘成曲线,正常最高和最低眼压差不超过 0.7 千帕(5 毫米汞柱)。

其次,应检查眼底,观察视乳头改变,青光眼的视乳头改变具有一定的特殊性,有重要的临床价值。常表现为病理性陷凹,目前普遍采用陷凹与视乳头直径的比值(C/D)表示陷凹大小。C/D 大于 0.6 或双眼 C/D 差大于 0.2 为异常;视乳头沿变薄,常伴有视乳头沿的宽窄不均和切迹,表示视乳头沿视神经纤维数量减少;视乳头血管改变,表现为视乳头边缘出血,血管架空,视乳头血管鼻侧移位和视网膜中央动脉搏动。此外,眼底检查可观察视网膜神经纤维层缺损,由于它可出现在视野缺损前,被认为是青光眼早期诊断指征之一。

其三,视野检查对青光眼的诊断有重要价值。因为它代表了视神经的损伤。青光眼的诊断不完全决定于眼压,单纯眼压高而没有视乳头损害及相应视野缺损,只能诊断为高眼压症。相反,正常眼压性青光眼,眼压正常,仅有视乳头改变和视野缺损。因此,视野缺损是诊断青光眼的主要指标之一,这在原发性开角型青光眼尤为重要。临床上高眼压症患者可不治疗,定期随访眼底及视野,一旦出现早期视乳头损害及视野改变,即予治疗。临床常见视野缺损类型有:视阈值普遍降低、弓形缺损、鼻侧阶梯、垂直阶梯、颞侧扇形缺损、中心及颞侧岛状视野。

通过上述检查,我们可以诊断青光眼,但在开始治疗前还应确定青光眼的类型。首先检查前房角,房角开放者为开角型青光眼,反之则为闭角型青光眼。通过房角检查,青光眼分类诊断仍有困难时,可查房水流畅系数(C 值)的大小及压畅比(眼压和 C 值的比值)来判断房水排出多少。正常 C 值每分钟为 0.2～0.7 立方毫米/毫米汞柱,小于 0.1 立方毫米/毫米汞柱为病理性,压畅比(Po/C)为 100 以下,100～120 为可疑范围,超过 120 为阳性,主要见于开角型青光眼。但需注意,闭角型青光眼反复发作后 C 值及压畅比也可异常。观察房水流畅系数(C 值)此项检查对选择手术方式及估计预后均有一定价值。

另外,我们对一些疑似青光眼可选择激发试验,以辅助诊断。激发试验是用人工方法,给予各种诱因促使眼压升高。根据眼压升高的幅度来判断是否患青光眼。

开角型青光眼者选用以下激发试验。

(1)饮水试验:清晨空腹先测眼压,然后 1 次饮水 1 000 毫升,每隔 15 分钟测 1 次眼压共 4 次。眼压差大于 1.1 千帕(8 毫米汞柱)为阳性。

(2)妥拉苏林试验:先测量眼压,在球结膜下注射妥拉苏林 10 毫克,然后每隔 15 分钟测 1 次眼压共 4 次,眼压差超过 1.1 千帕(8 毫米汞柱)者为阳性。

闭角型青光眼者选择以下激发试验。

(1)暗室试验:先测量眼压,然后患者在暗室内停留 1 小时(注意患者不能睡着),再测眼压,两次眼压相差 1.2 千帕

（9 毫米汞柱）以上为阳性。

（2）阅读试验：测量眼压后，让患者认真读书 1～2 小时，然后再次测眼压，若升高 1.33 千帕（10 毫米汞柱）以上者为阳性。

（3）散瞳试验：先测眼压，然后滴 4％可卡因或 2.5％新福林 1 次，1 小时内测眼压 4 次，如相差 1.2 千帕（9 毫米汞柱）以上为阳性。

对疑似青光眼的检查应综合分析判断，必须有 2～3 项阳性者才有临床意义。同时还要结合病史、临床表现、眼底及视野检查结果全面考虑，才能做出正确诊断。

27. 怎样早期发现青光眼

很多青光眼尤其是开角型青光眼患者无明显症状，很容易贻误病情而后悔终生，因此有以下情况者，应考虑到医院做青光眼检查，以便早期发现，早期治疗。

（1）有青光眼家族史者，每一位家庭成员都应认真检查一次，必要时要做长期的定期观察。

（2）出现青光眼常见的症状，如眼胀痛、头痛、虹视、视力下降。

（3）一只眼诊断为青光眼，另一只眼应高度警惕，尽早做检查。

（4）患有与青光眼有关的全身病，如糖尿病、高血压、低血压等；患有能引起继发青光眼的全身病，如妨碍眼部静脉回流的海绵窦栓塞和甲状腺功能异常等。

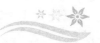

（5）患有与青光眼有关的其他眼病，如高度近视、高度远视、视网膜中央静脉阻塞、眼外伤、白内障、炎症及眼部肿瘤等。

28. 青光眼都有什么初期症状

（1）视野变窄，视力下降：因眼压过高，视神经受到损害，早期多在夜间出现视力下降和雾视，第二天早晨消失。

（2）眼压升高：用眼压计测量，正常眼压范围为 10～21 毫米汞柱，用手指触按眼球富于弹性，当眼压上升到 25～40 毫米汞柱时，用手指触按眼球好似打足气的球，比较硬。当上升到 40～70 毫米汞柱时，再用手指触按，眼球硬得像石头一样。

（3）头痛眼胀：由于眼压急剧上升，三叉神经末梢受到刺激，反射性地引起三叉神经分布区域的疼痛，患者常感到有偏头痛和眼睛胀痛。

（4）虹视：由于眼压升高，眼内体液循环障碍引起角膜水肿，折光改变，这时看日光特别是看灯光时会出现外圈橙红，内圈紫蓝，中间夹绿色的彩环现象。当眼压恢复正常之后，彩环即随之消失。这种现象在医学上称之为虹视。如果是生理性的或白内障性的虹视，则不会有头痛和眼压升高的症状。

（5）恶心呕吐：眼压升高还可反射性地引起迷走神经及呕吐神经中枢的兴奋，出现严重的恶心呕吐。

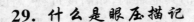

29. 什么是眼压描记

在正常情况下,房水的产生量和排出量基本相同,维持着一种动态平衡,使正常眼压处于相对稳定的状态。在生理状态下,房水产生量和排出量的微小不同,可使眼压产生生理性波动。当一定外力加在角膜上时,眼球容积相对减少,眼压相对升高,如果这种外力持续一定时间,则在这段时间内房水的排出量增加,眼压也逐渐下降。如果以眼压计的特定重量作为加压外力,在单位时间内单位外力所造成的房水排出量的改变,称为房水流畅系数。用眼压计测定的这一系数的方法,称为眼压描记法。检查时要求患者配合好医生,切忌情绪紧张。有心脑血管病变的老年人不适合做此检查。

眼压描记检查法即测定房水的排出率和生成率的方法,对青光眼诊断和研究有一定的临床意义。具体操作过程为:

(1)患者平卧,向上注视目标,固定眼球水平位。

(2)检查者一手分开患眼的上下眼睑,并固定于上、下眶缘,避免加压眼球;另一手拿稳眼压计,预置于角膜上方1毫米处,停留10~20秒,见患眼固定不动时,再徐徐放在角膜上,眼压计应保持与角膜垂直。

(3)开启自动记录装置,持续测量4分钟,必要时可以延长。休息5分钟后可检查另一眼。

眼压描记是青光眼检查方法之一,但是它依赖于许多前提(如眼球的弹性、房水形成的稳定性、眼内容量的一致性)并受许多误差的影响(如校准问题、患者的挤眼和固定、技术性的误差),这降低了眼压描记的准确性和可重复性。它和眼压一样不能单独、孤立地去作为诊断依据,但对开角型青光眼的早期诊断,以及对青光眼药物选择、青光眼手术方式选择及评价手术效果,有一定参考价值。

30. 怎样确定房角的宽窄

房角宽窄是指角膜与虹膜前表面夹角角度的大小。房角宽窄与青光眼的诊断和治疗有直接关系。如高眼压状态下,前房角开放,则开角型青光眼的可能性大。而高眼压状态下,前房角部分或完全闭合,则闭角型青光眼的可能性大。检查发现房角极窄者,要警惕急性闭角型青光眼的可能。房角检查时,医师会记录前房角的宽窄程度,以及房角有无粘连、色素沉着、新生血管、发育异常等情况。

窄角不一定房角关闭,借用裂隙灯的光带观察,如果角膜后表面与虹膜前表面光带存在着视差错位,则表示虹膜根部与小梁网之间仍有细隙,如两个光带相交于一点,则说明虹膜与小梁网紧贴,房角已关闭。

31. 青光眼会出现什么样的视野改变

青光眼发展到一定程度,会发生具有特征性的视野改变即视野缺损。它来源于一个或几个相邻的神经纤维束的死亡,因此视野缺损的形状和受损害的神经纤维束的走行相对应。典型的青光眼性视野缺损包括旁中心暗点、弧形或弓形暗点,以及管状视野或颞侧视岛等。管状视野或颞侧视岛可能会存在相当长的时间,随着病情发展,视力可突然丧失。

32. 如何确诊开角型青光眼

(1)眼压的改变:开角型青光眼的最早期表现为眼压的不稳定性,眼压波动幅度增大。眼压可有昼夜波动和季节波动,其规律性可以不同于生理性的眼压波动。眼压变化有时快,有时慢,有时相对静止。昼夜幅度多数在清晨上午高,下午低、半夜最低,眼压不稳定。其幅度大要比眼压升高出现得更早。季节中冬天的眼压较夏天的要高些。随着病程发展,眼压水平逐步升高,多在中等度水平,少有超过60毫米汞柱的。

(2)眼底视乳头改变:视乳头的青光眼性陷凹及萎缩是诊断的可靠根据,所以应注意视乳头的早期改变,及时治疗,以防止视功能发生损害。早期眼底可以是正常的。随着病变发展,生理凹陷逐渐扩大加深,血管向鼻侧推移,而后乳头呈苍白色,凹陷直达乳头边缘。视网膜血管在越过乳头边缘处呈屈膝状或爬坡状。上述三大特征是青光杯的典型表现。视网膜神经纤维束萎缩:位于颞上和颞下的大血管弓下早期出现条带状萎缩,用检眼镜可见白色的神经纤维束条纹之间;黑色的条纹加宽,中期和晚期,白色条纹完全消失,出现神经纤维束象限性萎缩和弥漫性萎缩。

(3)视功能改变

1)视野缺损。为开角型青光眼诊断和病情评估的重要

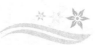

指标之一。典型的早期视野缺损，表现为孤立的旁中心暗点和鼻侧阶梯。旁中心暗点多见于 5°～25° 范围内，生理盲点的上、下方。随病情进展，旁中心暗点逐渐扩大和加深，多个暗点相互融合并向鼻侧扩展，绕过注视中心形成弓形暗点，同时周边视野亦向心性缩小，并与旁中心区缺损汇合，形成象限型或偏盲型缺损。发展到晚期，仅残存管状视野和颞视岛。

采用计算机激动视野计做光阈值定量检查，可发现较早期青光眼视野改变，如弥漫性或预局限性光阈值增高，阈值波动增大等。根据临床观察，多数开角型青光眼病人视乳头形态学改变出现在视野缺损之前，这种形态改变和功能改变不一致的原因之一，可能是现有视野检查尚不够敏感。近年来，不少学者致力于探讨更为敏感的视野检测方法，如蓝黄色视野检查、图形分辨视野检查、倍频视野检查，以期发现更为早期的视野缺损。

2）黄斑功能改变。过去认为开角型青光眼对中心视力的影响不大，因为部分晚期，甚至仅存光状视野的开角型青光眼病人，中心视力仍可保留在 1.0 左右。然而近年发现，除视野改变外，开角型青光眼也损害黄斑功能，表现为获得性色觉障碍、视觉对比敏感下降，以及某些点生理指标，如图形视网膜电图、视诱发点位等的异常，但这些指标的异常，不如视野变成那样具特异性。开角型青光眼一般为双眼性，但通常因双眼发病时间不一，表现为双眼眼压、视乳头、视野改变及瞳孔对光反射的不对称性。

(4)开角型青光眼的临床表现：开角型青光眼的房角大多为宽角，因眼压升高时房角是开放的，这一型青光眼病情进展极为缓慢，且无明显症状，故不易早期发现。个别患者甚至双眼视野已呈管状或者一眼已失明才来就医，所以必须对这种眼病提高警惕，以便早期发现、及时治疗。

1)视力。单纯性青光眼为双眼疾病，发病隐蔽、进展缓慢，早期一般没有任何症状。当病变进展到一定程度时，可有轻度眼胀、视力疲劳和头痛。中心视力一般不受影响，而视野逐渐缩小。晚期当双眼视野缩小呈管状时，则出现行动不便和夜盲等症状。有些晚期病例有虹视或者视物模糊，最后视力完全丧失。

2)眼部体征。房角不受眼压的影响。早期病例眼前部可无任何改变。晚期病例眼压较高时可有角膜水肿，在患眼视神经损害较重时可有瞳孔轻度散大，对光反应迟钝（相对性传入性瞳孔障碍）。

3)眼压。在早期眼压不稳定，一天之内仅有数小时眼压升高。因此，测量 24 小时眼压曲线有助于诊断。随着病情的发展，基压逐渐增高。当基压与高峰压之间的差值甚小或接近于零时，就意味着本病发展到最后阶段。

4)视功能。视功能的改变是青光眼诊断和病情评估的重要指标之一。青光眼的视功能改变主要表现为视野损害和缺损。一般说来，视野改变与视神经乳头的凹陷等体征的严重程度相对应。持续性高眼压，直接压迫视神经纤维及其供血系统，使视神经乳头缺血而形成萎缩变性，出现视野改

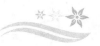

变。通过视野改变状态可以估计病变的严重程度和治疗效果：

①中心视野改变。早期发现旁中心暗点，随着病情发展，暗区扩大并向中心弯曲而成弓形暗点，最后直达鼻侧的中央水平线而终止形成鼻侧阶梯形，如果上下方同时出现此阶梯，而且又在鼻侧中央相联，则形成环形暗点。此种暗点可逐渐增宽而与鼻侧周边视野缺损相连接。

②周边视野改变。在中心视野出现暗点的同时或稍后，鼻侧周边部视野缩小，先是鼻上方，然后鼻下方，最后是颞侧。鼻侧进行速度较快，有时鼻侧已形成象限性缺损或完全缺损，而颞侧视野尚无明显变化。如果颞侧视野亦形成进行缩小，最后仅存中央部5～10，即成管状视野。此时仍可保留1.0的中心视力。

5）视乳头损害。视乳头凹陷增大是常见的体征之一。早期视乳头无明显变化，随着病情的发展，视乳头的生理凹陷逐渐扩大加深，最后可直达边缘，形成典型的青光眼杯状凹陷。视乳头邻近部视网膜神经纤维层损害是视野缺损的基础，它出现在视乳头或视野改变之前，因此可作为开角型青光眼早期诊断指标之一。检查时，要充分散瞳和使用足够亮度的无赤光道直接检眼镜。

33. 如何诊断低眼压性青光眼

（1）什么是低眼压性青光眼：低眼压性青光眼又称正常眼压性青光眼，是具有典型的青光眼性视乳头损害和视野缺损,房角开放,而眼压始终在统计学正常范围内的一种青光眼。多无自觉症状。多见于40岁以上者,女性多于男性,单眼或双眼发病。本病的致病因素复杂,目前尚不了解其确切病因,一般认为是因供应视神经与视网膜的神经纤维层的血管发生硬化导致供血不足,以致不能耐受正常眼压所引起;也由于基压低,当房水排出受阻则眼压升高,虽然眼压仍在正常值以内,但也能造成对视神经乳头的损害。

许多研究表明,该病与全身性心血管疾病、低血压、贫血或其他血液方面的异常有关。由于该病多无自觉症状,所以不易早期发现。对于有上述全身性疾病的患者,尤其是具有可疑青光眼性视乳头改变者,应警惕存在本病之可能,及早做进一步检查,以便及时确定诊断。本病目前尚无根治方法,但可用药物或手术治疗控制或减缓病情发展。对于该病的患者,不管采取何种治疗方法,都需终身定期就诊观察,并应同时治疗有关的全身性疾病。

(2)低眼压性青光眼的诊断依据:青光眼的致盲是不可治愈性的,因此青光眼治疗的关键在于早期治疗,而前提条件是早期发现和诊断。只有在青光眼早期,视神经损害很轻或不重的前提下,治疗才能获得较好的效果。所以,有以下情况者,应尽快到医院做低眼压性青光眼诊断,以便早期发现青光眼。

1)身体普查中被怀疑有青光眼者。40岁后,每年必须定期查眼压、眼底。

2)有青光眼家族史者。每一位家庭成员都应认真检查

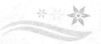

一次,必要时做长期的定期观察。

3)一眼诊断为青光眼,另一眼应尽早检查。

4)患有与青光眼有关的全身性疾病,如糖尿病、高血压、低血压、高脂血症等。

5)患有与青光眼有关的其他眼病,如高度近视、高度远视及眼底出血等。

6)出现青光眼常见的症状:眼胀、头痛、虹视、视力下降等。

有以上高危因素的人并不一定有青光眼,但初次低眼压性青光眼诊断结果无迹象,并不保证以后不发生青光眼,故仍应根据眼科医生的建议定期随诊。对于青光眼,在明确诊断前,宁可小心些,也不能大意,以免造成诊断和治疗的延误。

低眼压性青光眼的诊断标准:①未用任何药物,眼压始终≤2.79千帕(21毫米汞柱)。②眼底有青光眼性视乳头损害。③典型的青光眼性视野缺损。④双房角开放。⑤除外其他眼病及中枢神经系统疾病。

(3)低眼压性青光眼的临床表现:此型青光眼眼压在正常范围内,这可能与眼球壁硬度较低或房水流畅系数偏低,房水分泌量少有关。此外,眼压不稳定,波动范围较大,做激发试验时多呈阳性。同时患者多有血压低,导致视神经乳头血管灌注压降低,造成视野缺损不断扩大。眼底检查可见视神经乳头病理陷凹出现。其视野损害较开角型青光眼更快,多损害中心视力。

低眼压性青光眼病人的低血压发生率较高,有人认为低张压是低眼压性青光眼的危险因素,血流动力学危象及心脑血管疾病的发生率也明显高于正常人。此外,还有人提到低眼压性青光眼患者发生偏头痛者较多。在血液流变学方面,低眼压性青光眼患者的全血黏度偏高,血凝及纤溶系统异常者也较多。

进行性和非进行性低眼压性青光眼,一些学者观察到,部分低眼压性青光眼患者的视神经乳头萎缩凹陷和视野缺损是不进展的,而有一部分是进展的。因此,根据这一表现将低眼压性青光眼分为进行性和非进行性两类。这两类的发病原因可能有所不同。在诊断为低眼压性青光眼、且发生过血流动力学危象的患者中,其大部分的视野和视乳头损害是不进展的,而没有发生过血流动力学危象的患者,大部分的视野是进展的,前者可能是由于血流动力学危象或血管性病变使视乳头发生节段性梗死,如不再发生梗死,其损害将不会发展。对于进行性低眼压性青光眼,这类病人的眼压多在正常上限值和房水流畅系数在正常下限值,其视乳头筛板结构异常脆弱,对眼压的损害异常敏感,需将这类病人的眼压降得更低才能阻止视乳头和视野损害的进展。

低眼压性青光眼的临床表现包括有眼前段病变和无眼前段病变两种,部分学者对本病的诊断还提出了其他一些条件和限制,如要求多项激发试验正常,房水流畅系数和压畅比均正常,眼压波动≤0.67千帕等;另一些学者则认为诊断低眼压性青光眼要有上述各项的异常。附加这些条件来诊

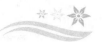

断或排除低眼压性青光眼是不恰当和主观的。而将其分类，才能真实客观地认识低眼压性青光眼。因此，有人主张将低眼压性青光眼分为：①伴有青光眼性房水动力学异常（指 C 值、po/c 和每日眼压波动异常、激发试验阳性等）的低眼压性青光眼。②不伴有青光眼性房水动力学异常的低眼压性青光眼。目前至少有 1/3 的低眼压性青光眼病人伴有房水动力学方面的异常。

以上全面地介绍了低眼压性青光眼的症状表现，通过专业的检查和临床上的常见症状进行分析，一旦确诊就要进行全面的治疗，选择最合适的方法。

（4）低眼压性青光眼的检查项目

1）眼底荧光血管造影。眼底荧光血管造影（FFA）显示大部分低眼压性青光眼患者都有视杯的充盈缺损，并且多呈节段性弱荧光，说明存在视乳头缺血。阶段性荧光充盈缺损的部位常出现相应的盘沿切迹及视网膜神经纤维层缺损的部位，且视乳头的充盈缺损出现在视野损害之前。

2）眼血流检查。早期有学者报告，低眼压性青光眼患者的眼动脉压、眼动脉舒张压低于可疑青光眼患者。也有报道说，低眼压性青光眼的舒张期灌注压可能偏低。后来有人认为，低眼压性青光眼患者的眼动脉压和灌注压与正常人并无明显差别，且灌注压易受血压影响，而根据眼动脉搏动振幅和动脉血流测出的睫状脉络膜血管的阻力更能反映血液供应的情况。有研究表明，低眼压性青光眼患者的眼动脉搏动振幅低于正常眼，其睫状脉络膜血管网阻力高于正常人 2～

3 倍，由于阻力增加而使血流减少。也有学者报道，低眼压性青光眼患者的眼动脉搏动振幅与正常人没有不同。目前关于低眼压性青光眼患者的眼血流情况尚无较一致的意见，各家报道结果也不很一致。但多数研究认为，低眼压性青光眼患者的眼血流量可能较正常人减少。

3）激发试验。低眼压性青光眼患者的激发试验有皮质激素升压试验和饮水试验及冷刺激激发视野检查。冷刺激激发试验为比较患者正常情况下的视野与一只手或脚放入 4℃冷水中 10 分钟后的视野，平均缺损下降 10％为阳性。约 25％的低眼压性青光眼患者有阳性反应。因为此试验可检测血管的紧张性，因此可能有助于判别低眼压性青光眼患者使用血管扩张药是否有效。

4）其他眼部特点。低眼压性青光眼患者的近视特别是高度近视的患病率高于正常人及原发性开角型青光眼患者，且眼球后段较正常人大。较长的眼轴易使眼球壁硬度偏低，且倾向于有较大的杯盘比值，对青光眼损害的易感性也较大。高度近视患者由于眼球扩大，视乳头被不规则地牵拉、延伸，导致视乳头形态异常，扩大并发生倾斜。牵拉作用降低了筛板对眼压损伤的耐受阈值，使介于或接近生理值的眼压足以引发视乳头及视网膜神经纤维损害。

5）全身情况

①血压。低眼压性青光眼患者的视神经损害是否与血压异常有关，目前尚无定论。低眼压性青光眼患者中低血压特别是低舒张压或正常血压的人较其他类型的青光眼患者

多见。低眼压性青光眼患者中有急性低血压病史或血流动力学危象的发生率比低眼压性青光眼对照组高。

②血管疾病。人们普遍认为低眼压性青光眼与血管疾患有关。低眼压性青光眼患者的心脑血管疾病发生率明显高于正常人。颈动脉疾病(狭窄或钙化)与低眼压性青光眼关系密切,通过测量颈动脉与眼动脉血流,证实眼血流下降与视神经损害有关。但两者间的关系尚未十分明了。

③血液流变学。有研究表明,低眼压性青光眼患者的全血黏稠度、血浆黏度及血细胞比容高于正常人。凝血及纤溶系统异常的发生率也较高,血液呈高凝状态。

④免疫学异常。低眼压性青光眼患者的免疫相关疾病发生率较高,如甲状腺功能低下、关节炎或雷诺病等。有人发现低眼压性青光眼患者异常补体因子较高。但也有一些学者的研究未能证实自家免疫性疾病与青光眼有关。

(5)低眼压性青光眼须与哪些疾病相鉴别

①原发性开角型青光眼。原发性开角型青光眼存在下列情况时易误诊为低眼压性青光眼。昼夜眼压波动较大,由于未测 24 小时眼压而未发现眼压高峰;有些患者有偶尔的眼压升高,而单次的日曲线检查未能测得;近视眼的开角型青光眼患者由于巩膜硬度低而用眼压计测量眼压偏低;服用β受体阻滞药或强心苷类药物使眼压降低。因此,应强调应在停用一切有可疑降眼压的局部或全身用药的情况下,反复进行眼压测量及日曲线检查,并尽可能用压平眼压计测量眼压,证实眼压确实在正常范围内方可诊断低眼压性青光眼。

②其他类型的青光眼。如慢性闭角型青光眼的早期、青光眼睫状体炎综合征、激素性青光眼、色素播散综合征、眼外伤及葡萄膜炎引起的青光眼均有可能存在一过性眼压升高，造成青光眼性视神经及视乳头损害，而后眼压又恢复正常，易误诊为低眼压性青光眼，需要详细询问病史，进行仔细的眼部检查，包括房角检查加以鉴别。但有些老年的色素性青光眼患者由于停止释放色素，小梁网功能及眼压恢复正常，角膜及小梁色素减少，但视乳头及视野损害仍然存在，易误诊为低眼压性青光眼。需通过详细询问病史，仔细检查及随访观察加以鉴别。

③缺血性视神经病变。本病多发生视乳头萎缩或部分萎缩，一般不发生凹陷增大，但也有一些患者在视神经急性缺血性损害之后也出现了类似于青光眼性的视杯扩大，尤其是巨细胞动脉炎的患者较多见。需要与低眼压性青光眼患者相鉴别。但缺血性视神经病变的患者有以下特点：起病较急，呈急性或亚急性经过，常有视力突然下降的病史，可伴有头痛或眼痛等不适；视乳头萎缩以受累区域颜色苍白为著，苍白范围明显大于凹陷范围；视野缺损常累及固视点，表现为不以水平中线或垂直中线为界限的与生理盲点相连的弧形缺损，呈水平半盲或象限盲；眼底血管荧光造影早期表现为小血管扩张，异常荧光渗漏，使视乳头边界呈模糊的强荧光；晚期可表现为迟缓充盈及弱荧光；常伴有巨细胞动脉炎、梅毒型动脉炎、胶原病及糖尿病、高血压动脉硬化等。因此，仔细询问病史并结合眼底检查及荧光血管造影，必要时动态

观察其视乳头变化,多可除外本病。

④视交叉和视神经压迫性病变。视神经和视交叉的压迫性病变引起的视乳头萎缩一般不同于青光眼性视杯扩大,但也有少数非青光眼性视神经萎缩患者的视杯很大,容易误诊为低眼压性青光眼。在非选择性视神经萎缩患者中有6％的人被误诊为青光眼。有些颅内病变还可造成与青光眼相似的视野缺损。因此,在诊断低眼压性青光眼患者时,应排除颅内压迫性病变的可能。

⑤近视。近视眼尤其是高度近视眼的视乳头凹陷常常比一般人大,容易误认为青光眼性视乳头凹陷,并且部分患者因脉络膜视网膜变性萎缩可有视野缺损而更易误诊。同时有些高度近视的患者由于视乳头有斜度,视杯呈斜坡状,因此合并青光眼有视杯扩大时不易辨认而易漏诊。应仔细检查视乳头凹陷的形态及视网膜脉络膜萎缩的部位并与视野缺损对照比较,评估视野缺损的诊断价值,必要时可做FFA协助诊断。因近视眼的视乳头凹陷不会有低眼压性青光眼患者的视乳头绝对性充盈缺损,若一时无法除外,可密切随诊观察视乳头和视野的动态变化,一般近视眼的视乳头凹陷不会进行性扩大。

⑥其他。一些其他全身疾病或情况也易误诊为低眼压性青光眼,如视神经束膜炎、蛛网膜炎、非特异性巨细胞动脉炎、颈动脉钙化斑压迫神经及酒精中毒引起的视乳头萎缩和凹陷增大均需注意排除。

⑦空蝶鞍综合征。是由于鞍膈不完全或缺损而引起的

蛛网膜伸入蝶鞍,垂体解剖性缺陷的一类疾病。表现为内分泌紊乱、头痛及视野缺损。X线可见蝶鞍扩大。部分患者的眼底改变及视野缺损与青光眼患者相似。因眼压正常,常易误诊为低眼压性青光眼。本病眼底视野损害不进展,无须治疗。本病可经X线、CT和MRI等检查确诊。

34. 如何确诊闭角型青光眼

(1)闭角型青光眼的临床症状:青光眼是一种发病迅速、危害性大、随时导致失明的常见疑难眼病。其特征就是眼内压间断或持续性升高的水平超过眼球所能耐受的程度而给眼球各部分组织和视功能带来损害,导致视神经萎缩、视野缩小、视力减退。

1)急性闭角型青光眼。发病急骤,表现为患眼侧头部剧痛,眼球充血,视力骤降的典型症状。疼痛沿三叉神经分布区域的眼眶周围、鼻窦、耳根、牙齿等处放射;眼压迅速升高,眼球坚硬,常引起恶心、呕吐、出汗等;患者可看到白炽灯周围出现彩色晕轮或像雨后彩虹即虹视现象。

2)亚急性闭角型青光眼(包括亚临床期、前驱期和间歇期)。患者仅轻度不适,甚至无任何症状,可有视力下降,眼球充血轻,常在傍晚发病,经睡眠后缓解。如未及时诊治,以后发作间歇缩短,每次发作时间延长,向急性发作或慢性转化。

3)慢性闭角型青光眼:自觉症状不明显,发作时轻度眼胀,头痛,阅读困难,常有虹视。发作时患者到亮处或睡眠后可缓解,一切症状消失。此型青光眼有反复小发作,早期发作间歇时间较长,症状持续时间短,多次发作后,发作间隔缩短,持续时间延长。如治疗不当,病情会逐渐进展,晚期视力下降,视野严重缺损。

(2)闭角型青光眼的早期症状

1)头痛眼胀。情绪激动或在暗处停留过久(如看电影、电视或在暗室工作),便有眼胀、头痛、视物模糊,眼前如同有一层云雾,这是闭角型青光眼的早期症状。多次反复出现后,有可能突然进入急性大发作期。平时一次喝水较多时出现头痛。这是因为饮水速度快、量多,可使血液稀释引起渗透压降低,进入眼内的房水就会增多,从而引起眼压升高。患者常在饮水后 15~30 分钟出现眼胀、头痛。

2)晨起阅读困难。早晨起床后看书报较吃力,易出现鼻梁根部酸胀和眼眶前额胀痛。因为正常人的眼压有昼夜波动的规律,一般清晨偏高,夜间较低。青光眼患者 24 小时的眼压波动幅度更大,故早晨眼压就更高,就会出现青光眼的症状。

3)虹视。由于眼压升高,眼内体液循环障碍引起角膜水肿,折光改变,这时看日光特别是看灯光时会出现外圈橙红、内圈紫蓝,中间夹绿色的彩环现象。当眼压恢复正常之后,彩环即随之消失。这种现象在医学上称之为虹视。如果是生理性的或白内障性的虹视,则不会有头痛和眼压升高的症状。

4)视力逐渐下降。验光配镜视力矫正不到 1.0,尤其高度近视者,戴适度的眼镜后仍常有头痛、眼胀感。由于高度近视的巩膜变长,弹性明显下降,所以出现高眼压时,自觉症状不明显或无症状,青光眼患者容易疏忽,而视力却在悄悄损失,医生也往往易漏诊。

5)眼压升高。用眼压计测量,正常眼压范围为 10～21 毫米汞柱,用手指触按眼球富于弹性,当眼压上升到 25～40 毫米汞柱时,用手指触按眼球好似打足气的球,比较硬。当上升到 40～70 毫米汞柱时,再用手指触按,眼球硬得像石头一样。

6)恶心呕吐。眼压升高还可反射性地引起迷走神经及呕吐神经中枢的兴奋,出现严重的恶心呕吐。

(3)急性闭角型青光眼的临床分期:原发性急性闭角型青光眼,是一种临床上较为常见的眼科疾病。原发性急性闭角型青光眼是由于眼房角关闭,从而导致眼内压升高,而引起的一类青光眼。原发性急性闭角型青光眼的眼压升高通常是急性升高,常会伴有眼部充血。

根据原发性急性闭角型青光眼的临床经过及疾病转归可将其分为临床前期、先兆期、急性发作期、缓解期、慢性期、绝对期。

1)前期。从理论上讲,原发性急性闭角型青光眼临床前期指急性闭角型青光眼发作前,眼部尚未见任何病理损害的闭角型青光眼,但是在临床上则很难从窄房角的人群中区分出这类患者。所以,临床上一般将一眼发生了急性闭角型青光眼,对侧眼和患眼一样具备发生闭角型青光眼的解剖特

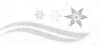

征,有可能发生急性闭角型青光眼,但目前尚未发生闭角型的原发性急性闭角型青光眼,定义为原发性急性闭角型青光眼临床前期。

2)先兆期。又称前驱期。约1/3的急性闭角型青光眼在急性发作前往往可出现间歇性的小发作史,患者劳累或较长时间在暗环境中工作或近距离阅读后出现轻到中度眼球胀痛,一过性视蒙,经休息或睡眠后自行缓解,每次发作时眼压达中度升高,有时可出现虹视。开始时原发性急性闭角型青光眼每次发作间隔时间较长,如数周到数月,以后逐渐转向频繁,最后导致急性发作。当反复小发作后视野出现严重受损,无法挽回。

3)急性发作期。是急性闭角型青光眼的危重阶段,原发性急性闭角型青光眼患者会感觉剧烈眼痛及同侧头痛,常合并恶心、呕吐,有时可伴有发热、寒战、便秘及腹泻等症状。检查可发现眼压高、角膜水肿、眼前部充血、瞳孔散大、前房极浅、房角关闭、视野受损。如发作须立刻到医院就诊,进行降眼压治疗。

4)间歇期。急性闭角型青光眼经治疗或自然缓解后,眼压可恢复至正常范围。原发性急性闭角型青光眼眼部充血,角膜水肿消退,中心视力恢复至发作前水平,或略有降低,房角重新开放。这些原发性急性闭角型青光眼患者房角遗留不同程度粘连性关闭,小梁网遗留较大量色素,尤其以下方房角处为甚。

5)慢性期。原发性急性闭角型青光眼急性发作期未经及时、恰当的治疗，或由于房角广泛粘连则可迁延为慢性期。急性症状没有完全缓解，眼压中度升高，角膜基本恢复透明，房角检查发现广泛粘连关闭。如果在此期得不到恰当治疗，眼底和视野则发生和慢性闭角型青光眼相似的损害。

6)绝对期。原发性急性闭角型青光眼由于急性发作期治疗延误或其他期未能得到恰当治疗，眼失明后则称之为绝对期。绝对期的临床症状主要是高眼压，眼部检查除可见急性发作后的眼部体征外，晚期绝对期青光眼尚可合并角膜钙化、虹膜及小梁网纤维血管膜形成及白内障等。

原发性急性闭角型青光眼的临床检查一般有激发试验、UBM检查、房角检查、B超检查等方式。通过各种检查，可以确定晶状体位置、厚度，以及前房深度等。患有原发性急性闭角型青光眼的患者，一定要引起足够重视，患者要积极治疗，否则会引起严重的并发症，甚至导致失明。

(4)引起急性闭角型青光眼的内因及外因：急性闭角型青光眼是一种危害性较大的青光眼，发作前几乎没有任何症状，即便有也表现得不明显。急性闭角型青光眼发病急促，病情严重。患者只有掌握先兆期的特征，才会有所警觉，及时去医院就诊。

1)内因：解剖及生理方面的因素

①解剖结构上正常范围内的变异和遗传上的缺陷。例如，小眼球小角膜、远视眼、浅前房，使其前房浅房角窄，导致房水排出障碍。

②生理性改变。瞳孔阻滞、前房浅、房角窄、瞳孔中度散

大是其重要条件。晶状体随年龄而增长,逐步紧贴瞳孔缘,使虹膜与晶状体之间形成瞳孔阻滞,致后房压力高于前房压力,加上角膜巩膜弹性减弱,对压力骤增无代偿能力,因而推周边虹膜向前,虹膜膨隆闭塞房角,致眼压增高。

2)外因

①情绪因素。中枢神经功能紊乱,大脑皮质兴奋抑制失调,间脑眼压调节中枢障碍。血管运动神经紊乱使色素膜充血水肿,交感神经兴奋使瞳孔散大,均可使虹膜根部拥向周边阻塞房角。

②点散瞳药、暗室试验或看电影、电视时间过长,使瞳孔散大,房角受阻而导致眼内压增高。

(5)急性闭角型青光眼的检查

①病史。可有家族史。一般有环境、情绪等影响的因素。了解视网膜有无病变,近期是否做过激光或手术治疗,用过何种药物等。

②症状。突然发作的半侧头痛,同侧眼痛,视物不清或视力急剧下降,伴恶心、呕吐。

③裂隙灯检查。急性发作时可看到角膜水肿、浅前房、棕色 KP、虹膜后粘连、虹膜扇形萎缩、瞳孔中等度散大、前房见细胞,房水闪辉阳性,有时可见青光眼斑。

④眼压。多在 50 毫米汞柱以上。

⑤房角镜检查。如角膜水肿,可局部用高渗剂使角膜透明(如甘油)。压迫房角镜观察小梁网阻滞是否可恢复。眼压下降后,患眼房角检查确定房角是否开放和新生血管是否

存在。

⑥眼底检查。观察是否有中央静脉阻塞,出血或视杯出现。如视杯明显有病理性改变,治疗刻不容缓。

(6)青光眼急性发作期:急性发作期是急性闭角型青光眼的危重阶段。常见的临床症状与体征有:

1)自觉症状。由于眼压急剧上升,患者突然感到剧烈的眼胀、眼痛、头痛,并反射至整个三叉神经分布区,由于迷走神经反射,患者可伴有恶心、呕吐。视力显著下降,仅存眼前指数、光感或无光感,易误诊为急性胃肠炎或颅内疾病,应详细询问病史及检查,加以鉴别。

2)混合充血明显,伴有结膜表层血管淤血怒张,有时有轻度眼睑与结膜水肿。

3)角膜水肿,呈雾状混浊,上皮发生水疱,知觉减退或消失,角膜后可有色素沉着。

4)前房浅,周边部更浅。房水中可见细胞或色素颗粒漂浮,甚至有纤维素性渗出物。

5)瞳孔散大,对光反应消失,是由于支配瞳孔括约肌的神经受压麻痹所致。眼压持续性增高,使瞳孔括约肌麻痹及部分萎缩,由于房角在上、下粘连较重,所以瞳孔多呈中度散大,成垂直卵圆形。因屈光间质水肿,瞳孔呈青绿色反光。当瞳孔扩大到一定程度时,虹膜更靠近晶体前囊,房水从后房进入前房受阻,出现相对性瞳孔阻滞。当房水完全不能流入前房时,则为绝对性瞳孔阻滞,病情较轻的病人,眼压降低后瞳孔可恢复正常,但如有虹膜周边前粘连,则瞳孔终身保

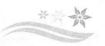

持散大状态。

6)眼压急剧升高,多在 50 毫米汞柱以上,最高可达 70～80 毫米汞柱以上,触诊眼球坚硬如石。

7)虹膜淤血肿胀,纹理不清,病程较久者虹膜大环的分支受压,血流受阻,虹膜色素脱落,呈扇形萎缩,或称节段性虹膜萎缩。虹膜后粘连是由于虹膜充血,蛋白渗出,在与晶状体前囊接触面比较广泛,很容易发生粘连。严重的充血,后房压升高,明显的纤维性渗出,虹膜水肿、角膜内皮水肿,促进周边虹膜膨隆或虹膜前粘的形成,导致前房角阻塞。

8)眼底因角膜水肿不能窥视,滴甘油 2～3 滴之后,角膜水肿暂时消退。可见视乳头充血,静脉充盈,视乳头附近网膜偶尔有小片状出血,有时可见动脉搏动。

9)晶状体前囊下青光眼斑的形成。眼压急剧而持久地增高,造成晶状体的营养障碍,使其瞳孔晶状体前囊下出现半透明灰白色或乳白色混浊斑点,此为青光眼斑。有青光眼斑的占发作期的病人 1/3。发病早期呈片状,随着眼压下降,片状混浊可出现部分性吸收再透明。亦可呈点状、线状或半环形,病情轻者呈少数散在小点。急性发作症状缓解后,不再有此斑点形成,上述角膜后色素 KP、虹膜阶段萎缩及青光眼斑称为急性闭角型青光眼发作后三联征。由于此三联征在发作后长年不消失,对于回顾性诊断有特殊诊断价值。滴甘油后做前房角镜检查可见前房角全部关闭,虹膜与滤帘紧贴。

(7)闭角型青光眼急性发作期的眼压及眼压描记的变

化:急性发作期间,眼压突然升高,一般在 5.32 千帕(40 毫米汞柱)以上,个别可达到 10.64 千帕(80 毫米汞柱)以上,形成暴发型。病情较轻者,由于眼压升高使瞳孔散大,瞳孔阻滞解除,不经治疗,眼压也可下降,或经休息睡眠以后,眼压恢复正常。急性发作一两日后,房角未开放,瞳孔未恢复,眼压亦可正常甚或偏低,这种可能是因为高眼压破坏了睫状体的分泌功能,称为"睫状体休克"。此时决不可停药,以防眼压的"反跳"。急性发作时,未发生房角闭塞之前,房角为正常窄角,小梁的功能没有损害,因此 C 值是正常的。一旦房角闭塞,C 值可降至零。急性发作后,房角完全开放,C 值又可恢复正常。

(8)急性闭角型青光眼应与哪些疾病相鉴别

1)其他原因引起的急性眼压升高,但房角为开角:①青光眼睫状体炎综合征。单眼眼压升高,反复发作,前房见细胞,房闪轻微,羊脂状 KP 少而大,患眼一般无充血及疼痛。②炎症性开角型青光眼。中重度前房炎症反应。③球后出血或炎症。眼球突出及运动受限。④外伤性(溶血性)青光眼。有外伤史,前房可见红细胞。⑤色素性青光眼。深前房,运动或散瞳后前房中见浮游细胞。辐射状虹膜透照缺损。

2)其他原因引起的急性眼压升高,房角为闭角:新生血管或炎症反应机化膜牵拉房角关闭,瞳孔缘或小梁网可见异常走行的新生血管。晶状体虹膜隔前移导致房角机械性关闭,如晶状体诱导的(如晶状体膨胀引起瞳孔阻滞);脉络膜脱离(浆液性或出血性)一般见于手术后,眼底镜或 B 超可

辅助诊断;视网膜激光术后脉络膜水肿或视网膜手术放置环扎带;眼后段肿瘤(如脉络膜或睫状体黑色素瘤);虹膜周边前粘连,眼压不是急性升高,常由于葡萄膜炎、激光小梁成形术或虹膜角膜内皮综合征等引起。

(9)临床前期闭角型青光眼:具有闭角型青光眼的解剖结构特征,如浅前房,窄房角等,但尚未发生青光眼的患眼。这里有两种情况:一类是具有明确的另一眼急性闭角型青光眼发作病史,而该眼却从来未发作过。临床资料表明双眼发作间隔最长者可达数十年。另一类是没有闭角型青光眼发作史,但有明确的急性闭角型青光眼家族史,眼部检查显示具备一定的急性闭角型青光眼的解剖特征,房角深度≤1/4CK,房角窄度为Ⅲ度,暗室激发试验可呈阳性表现。这些眼均被认为是处于临床前期,存在着急性发作的潜在危险。

(10)急性闭角型青光眼发病前的先兆:急性闭角型发作前可以毫无症状,而大约30%的患者可能有先兆症状。先兆期(也称前驱期)实际就是急性小发作,症状比较轻缓。患者常在情绪激动、看电影、过劳、忧虑、悲伤、惊恐、或气候突变等情况下,在傍晚出现虹视、视物模糊、轻度眼痛或眼鼻根部或眼眶部酸痛等症状,经充分休息或睡眠后,一切症状自行消退。

由于先兆期症状历时短暂,症状轻微,又能自行缓解,患者常常认识不到自己患有眼病,从而失去了早期诊断的机会。如果患者掌握先兆期的特征,及时去医院就诊,就能避免急性发作的痛苦,并能提高治疗效果。

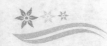

（11）原发性急性闭角型青光眼的并发症：当眼压升高，尤其是急性高眼压时，眼睛的各个组织均可发生病理改变和功能损害，如眼睑、球结膜充血水肿，角膜水肿，虹膜萎缩，晶状体混浊，眼底出血，动静脉阻塞等。这些病理改变如不给予及时处理，其后果往往是严重而永久性的。急性高眼压对眼内主要的损害如下。

1）血管改变。急性高眼压可造成眼内小血管阻塞，常见于虹膜和睫状体。一个节段的虹膜、睫状体血管阻塞，可使该区域虹膜睫状体出现缺血、萎缩、脱色素、睫状突玻璃样变等。虹膜萎缩可延至周边房角，每次急性发作都可有新的萎缩区出现。该部位的括约肌或同时伴有开大肌功能丧失，严重者瞳孔永久性散大，固定，呈椭圆形，缩瞳药和散瞳药均无作用。严重虹膜萎缩时色素脱失、基质变薄，甚至前后房交通，房水可以由该处从后房直接进入前房。一处或两处的虹膜萎缩如同虹膜切除术，可以缓解瞳孔阻滞。另外，虹膜萎缩区所对应的房角相应加宽，不再有虹膜拥堵，可防止房角进一步关闭。因此，这一改变的直接病理意义是防止青光眼再发作。当虹膜萎缩较轻，特别是仅有过小发作而目前处于缓解状态的眼，轻度的瞳孔变形、瞳孔缘变薄亦可提示该区域的虹膜已有萎缩，应仔细检查，以免漏诊。急性发作后睫状体小血管阻塞，部分睫状突变性，房水分泌功能下降，也在某种程度上减轻了高眼压状态。在急性眼压升高时，如有可能观察眼底，由于高眼压的压迫，常能见到视网膜动脉搏动，视乳头充血。发作缓解后，视乳头附近的视网膜可发生广泛

出血。过高的眼压还可使视网膜中央静脉阻塞或动脉闭塞，视力下降，甚至失明，因此预防和控制急性发作至关重要。

2）角膜失代偿。急性眼压升高可使角膜敏感性下降，内皮细胞泵功能失调。早期为上皮细胞水肿，初期呈哈气样或称雾状，重者形成大疱；继之基质水肿，角膜可增至正常厚度的两倍。角膜增厚使得前房更浅，与虹膜更贴近，更易发生周边虹膜前粘连。当眼压下降后，角膜水肿多从周边部开始消退，同时可出现狄氏膜皱褶，一般也会很快消失。但持续高眼压，或原有角膜内皮功能不良，急性发作可加重内皮细胞丢失，甚至功能失代偿。细胞丢失量与发作持续的时间有关。有人统计，一次青光眼急性发作可使角膜内皮丢失33％，最高甚至可达 91％。此时角膜厚度及透明度很难恢复，上皮大疱也将持续存在，即使重新降低眼压亦不能令其缓解，造成永久性视力障碍。另外，持续高眼压也使角膜发生纤维化及新生血管增生，失去正常透明度。在角膜睑裂部位的脂质类物质沉积和钙化是晚期青光眼角膜失代偿的常见表现，称之为带状角膜变性。

3）晶状体混浊。高眼压本身及高眼压时房水成分的改变使晶状体代谢失调，导致白内障形成或原有白内障加重。而白内障又可使晶状体膨胀，贴近虹膜，加重瞳孔阻滞。

眼压的突然改变可在晶状体前囊下形成片状、羊脂状混浊斑，即青光眼斑。它是急性高眼压后的特征性表现。在组织切片中，这些混浊斑似乎是前部上皮细胞或晶状体纤维的坏死物，当眼压下降后，混浊可以部分或全部吸收，也有少量永久存在。随着时间的推移,新的晶状体纤维覆盖其上,将其推向深处,所以根据混浊斑的深度,可以大概估计发作距今所经历的时间。这种病理改变几乎都发生在瞳孔区,但不会发生在晶状体后极。值得一提的是,有些引起急性眼压升高的继发性青光眼也可能出现这样的混浊斑。

4)虹膜睫状体反应。当闭角型青光眼急性发作时,眼压突然上升的第一个影响可能是虹膜基质的坏死。由于眼压急性升高,虹膜睫状体血管渗透性改变、充血、渗出甚至阻塞,造成组织水肿、变性、坏死。并可导致虹膜基质破坏、蛋白质分解,表现为无菌性前部葡萄膜炎,前房出现闪光、浮游物、游离色素,甚至前房积脓。这些又可促进瞳孔后粘连和虹膜周边前粘连,使瞳孔阻滞力进一步上升,房水引流进一步减少,给将来的再次发作和病情恶化埋下伏笔。但青光眼急性发作时的前房反应一般较通常的虹膜睫状体炎轻微,瞳孔粘连速度也较缓慢。闭角型青光眼急性发作时,如果眼压高于 60 毫米汞柱,瞳孔对缩瞳药不再敏感。因为当眼压高于舒张压时,瞳孔周围的虹膜缺血,瞳孔括约肌受压,失去收缩能力。如果眼压能尽快下降,瞳孔可以恢复原有大小,房水循环功能将不受影响。如果持续高眼压,甚至发生瞳孔粘连,则成为永久性扩瞳。当虹膜周边切除后,房水从旁路引流到前房,瞳孔区房水减少,成为促使瞳孔后粘连的因素。虹膜粘连亦可发生于房角,呈点状或锥状,每次发作均造成新的粘连,房水排出面积逐渐减少,是本病进入慢性期的重要原因。虹膜的色素脱失常沉积于角膜后、房角及晶状体表面等部位,其中角膜后色素性 KP、虹膜节段性萎缩及晶状体青光眼斑,三者统称为"三联征",是急性闭角型青光眼发作的有力证据。

5)房角改变。与开角型青光眼不同,闭角型青光眼在房角闭锁以前,房水排出通道本身并无结构异常。小梁网及 Schlemm 管本身均无梗阻。开始时虹膜的周边部与小梁网表面之间几乎是处于并置状态,但并不影响房水的正常引流。任何使瞳孔散大或瞳孔阻滞力增加的因素都可能使虹膜根部与小梁网紧密贴附,引起房角的关闭。及时的药物治疗可令其重新开放,不致产生小梁组织结构和功能的异常。如反复发作或长时间高眼压不降,加上虹膜睫状体的炎性反应时间超过 48 小时以上,会形成房角粘连,虹膜基质和小梁网进行性纤维化和变性,则闭塞的房角无法再开放。Schlemm 管也会因受压变形而闭塞。疾病后期的组织标本可见到小梁网间隙中有色素沉着,纤维化,Schlemm 管狭窄,腔内充满红细胞。房角关闭可以是部分的也可以是全部的。眼压是否能恢复正常或其增高的程度如何,主要取决于房角粘连的范围和未发生粘连的小梁网功能是否健全。反复的或严重的发作造成小梁网本身的损害,即使房角重新开放,其房水引流功能也可能会明显下降。所以,临床上也会见到房角粘连范围不大但眼压持续升高的病例。

6)视神经损害。闭角型青光眼急性发作后,如果病程短,视乳头可不受影响,无青光眼杯。急性闭角型青光眼视乳头常表现为褪色而凹陷不大,慢性闭角型青光眼则更常见

视乳头色淡的同时伴有凹陷扩大。长期持续高眼压，视网膜节细胞的神经纤维变性、萎缩，数量明显减少，表现为视乳头局部或普遍性生理凹陷扩大。视乳头筛板是眼球后的薄弱部位，容易受高眼压影响产生后突，形成青光眼性凹陷。这类情况多出现在急性闭角型青光眼的较晚期和慢性期。此时，病人的眼底和视野多与开角型青光眼没有区别。

（12）慢性闭角性青光眼的确诊：慢性闭角型青光眼不典型时，关键在于观察高眼压下的前房角状态。当眼压升高时房角变窄，周边虹膜前粘连在各象限程度不一致，甚至在部分房角依然开放，而眼压下降至正常时，房角就变宽了。因此，观察高眼压和正常眼压下的前房角状态，将有助于与开角型青光眼的鉴别。只有在具有正常眼压，视乳头与视野，而房角窄但完全开放的可疑开角型青光眼，才需要选择暗室试验、俯卧试验、散瞳试验等激发试验以助诊断，这些都是慢性闭角型青光眼的诊断方法。虹膜呈高褶状，前房中央深，但房角窄。在房角镜下虹膜前表面外观"正常"，甚至轻度凹陷状。但其根部赘长可以隆起于房角，形成高原虹膜，故又称根赘性青光眼。当瞳孔扩大后，周边虹膜褶入到窄房角中与小梁接触，阻挡房水流出。但前房角四个象限的改变并不完全一样，各象限的宽窄度有明显的差异，这是慢性闭角型青光眼的诊断依据之一。

发作时常有情绪紊乱、过劳、长时间阅读等诱因，有虹视及雾视、眼胀，休息睡眠后可自行缓解。眼前部有轻度或中度睫状充血，有时无充血，房角是广泛性永久的粘连呈闭角，或因周边虹膜皱褶靠贴小梁面,使前房浅、前房角窄房角关闭、房水外流受阻。眼压呈周期性突然升高,单用缩瞳药不能使眼压下降,开始发作的间隔时间较长,逐渐由于房角粘连而加重,呈经常性持续性高眼压。眼底在早期无改变,晚期则出现视神经乳头凹陷萎缩。视野损伤和单纯性青光眼表现相似,视力逐渐减退,以致完全丧失。

(13)慢性闭角型青光眼用房角镜检查有意义:慢性闭角型青光眼做房角检查较为理想的房角镜为四面压陷式房角镜。检查应包括静态检查及动态检查两个内容,静态检查即对自然状态下的房角宽窄程度进行评价,所以检查时应将人为干扰降低到最低程度;动态检查,采用房角镜压陷手法,通过对角膜的压陷迫使房水流向欲观察的房角处,使该区虹膜膨隆程度减轻,房角可见程度增加,对房角进行评价,内容包括房角深度、宽度、虹膜根部附着点位置及房角关闭范围,以及其他病理改变,如小梁网色素等级等。

(14)慢性闭角型青光眼应做哪些临床检查

1)具有闭角型青光眼的眼部解剖特征。眼压升高时,无明显的眼前节症状及体征。

2)眼压多呈中度升高,一般在40~50毫米汞柱。眼压升高时,房角关闭。

3)裂隙灯检查。即使眼压持续较高,眼前节仍无任何改变。前房轴深基本正常,但周边前房较浅。对已做过虹膜周边切除的,应检查周切口是否通畅。

4)双眼前房角镜检查。

5)不散瞳评估视神经,进展期及晚期视乳头和视野均有改变。

6)超声生物显微镜可显示周边虹膜肥厚、睫状体位置偏前。

注意:对怀疑有高褶虹膜患者需散瞳时,告知患者可能导致急性眼压升高。如果要用抗胆碱药物来散瞳,最好用0.5%托吡卡胺滴眼液,并在随后数小时监测1次眼压。直到瞳孔缩到正常大小。告知患者如出现急性闭角型青光眼症状立即复诊。

(15)慢性闭角型青光眼应与哪些疾病相鉴别

1)急性闭角型青光眼伴瞳孔阻滞。前房中轴深度浅,整个虹膜膨隆。

2)恶性青光眼或房水流向异常综合征。白内障或青光眼术后整个前房极浅,伴眼压增高。

3)急性虹膜睫状体炎。眼红、痛,视力急剧下降,瞳孔缩小,虹膜后粘连,角膜后可见灰色KP。

(16)检查发现青光眼斑有意义:严重的急性闭角型青光眼可以引起晶状体改变,在瞳孔区之晶状体前囊下可见半透明瓷白色或乳白色混浊斑点,有人描述为青光眼斑。在发病早期可表现为大片状,随着眼压下降,这种片状混浊可以出现部分再透明,结果呈点状、絮状或半球状等。典型的变化是长圆形或点状混浊,位于晶状体纤维末端。它倾向于沿晶状体纤维缝分布,因此常呈放射状。一些病变较轻者,只出现少数散在小点,呈不规则的排列。青光眼斑的发生,被认

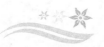

为是高眼压下造成的营养障碍的结果。随着年龄增长,青光眼斑可被透明皮质推向深层。这些斑点混浊不出现于晶状体后皮质及被虹膜遮盖的晶状体前面。组织学证实这一病变实际代表了晶状体上皮细胞的受损。混浊可随修复过程逐渐被部分吸收或被新纤维挤向深层。从白内障临床治疗角度来讲,青光眼斑不具有实际意义,仅是提供曾有过青光眼急性发作的证据。

(17)眼底看见动脉搏动有意义:眼压升高时多因角膜混浊而看不清眼底,如能看到眼底,可见视网膜动脉搏动。正常人眼底可见视网膜静脉搏动,这是因为动脉收缩期时,眼球内血管得以灌注。眼压升高时,血液进入眼球时阻力升高,故眼内可见动脉搏动。如果眼压升高到视网膜中央动脉的舒张压水平,或视网膜中央动脉的舒张压降到眼压水平时,就会出现此现象。如果体格检查时看见动脉搏动,需进行眼压测定。其他全身疾病,如主动脉关闭不全,大动脉瘤、全身血压降低、严重的贫血等也会出现此现象。

(18)视乳头周围视网膜出血有意义:正常眼压青光眼视乳头片状出血的发生率约为20%,明显高于开角型青光眼和正常眼。眼底检查时可发现视乳头片状出血常呈火焰状或线状,多出现在视乳头沿切迹处或在出现片状出血后2～3个月发生视乳头沿切迹,可反复出现。通常发生在右眼的7或11时,左眼的1或5时,即是视乳头上下极的弓形分布区域,可以出现在视网膜神经纤维层缺损,视乳头沿切迹和视野改变之前。视乳头出血的原因是视乳头小血管急性梗

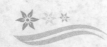

死的结果,同时筛板变形与后陷损伤血管也是另一重要因素。正常眼压青光眼病人的视乳头出血发生率高,可能与筛板结构脆弱有关。但不管原因如何,发生视乳头出血,应进一步检查有无青光眼存在。如果已确诊青光眼,则是疾病进展、病情恶化的一个迹象。

(19)慢性闭角型青光眼的超声生物显微镜检查有意义:采用高频超声生物显微镜可对自然状态及暗室状态下的房角进行非侵入性检查,并可对房角结构作整体定量描述。该技术可使房角检查中的人为干扰因素大大降低。对自然状态下的房角及周边虹膜形态进行实时图像记录并进行定量测量,也可在室内、在弱光下进行暗室房角检查,对评价房角功能关闭及可关闭程度提供较为可靠的手段,另外由于该项技术能同时对睫状体及后房形态进行实时图像记录,综合房角形态分析可对房角关闭的可能机制做出分析。

(20)青光眼性视神经萎缩的视乳头特征:在青光眼中,随着轴索束的破坏,盘沿以下列几种方式之一开始变窄。

1)局限性萎缩。青光眼中视乳头盘缘的选择性丢失主要发生在视乳头的上、下极,很少发生于颞侧。这些改变导致视杯在垂直方向或斜向扩大。与正常视乳头相反,其颞下方盘缘常比颞上方盘缘窄,水平杯盘比与垂直杯盘比之比值降低。平均盘缘面积比正常视乳头小,利用这一指标可以区分正常眼和早期青光眼。但由于正常眼盘缘面积的变异范围很大,就限制了这一指标的应用。开始时,视乳头盘缘局限性萎缩常很少,为不连续的缺损,通常发生于颞下象限,称为盘缘的局部切迹，或小凹样改变。当盘缘的局部缺损扩大和加深时，鼻侧杯缘变得很锐利，其邻近常有视网膜大血管。当视乳头盘缘的局限性变窄发展到视乳头边缘时，这一区域就不再遗留可见的盘缘，两旁的盘缘出现变尖的尖端，如果视网膜血管跨过这部分盘缘，这些血管在盘缘处急剧地弯曲，使这些血管产生刺刀尖样改变。

2）同心圆样萎缩。与局部萎缩相反，青光眼性视乳头损伤可导一致视杯呈同心圆样扩大，但比较少见。这种扩大有时是水平方向的，但更多见于颞下或颞上象限。由于盘缘组织的丢失通常在颞侧开始，然后呈环形向着视乳头的两极发展，因此这种改变被称为从颞侧铺开样萎缩。视杯普遍扩大，但仍保持圆形，是青光眼性视乳头早期损伤的最常见形式。

3）视杯变深。一些病例中，青光眼性视神经萎缩的主要改变是视杯变深。开始时，视乳头上的血管在变深的视杯上架桥样通过，以后这些血管塌陷至杯底。由于视杯变深，下面的筛板暴露，检眼镜下可见筛板上出现灰色窗孔样改变，称为筛板点状征象。大多数病例中，筛孔呈一圆点状，但有些病例中呈线形，后者与青光眼视野缺损有更强的联系。

4）视乳头苍白区与凹陷区不一致：早期青光眼性视神经萎缩中，视杯的扩大可能比视乳头苍白区的扩大更为明显，这与其他原因引起的视神经萎缩不同，但这种情况在正常的视乳头中也能见到。视乳头浅碟样改变是一种早期的青光眼性视乳头改变，其苍白区与凹陷区常不一致。它可呈弥漫性或局限性的改变。弥漫性浅碟样改变为视乳头弥漫性浅凹陷,一直发展至视乳头边缘,但苍白区仍局限于视乳头的中央。局限性浅碟样改变是指更为局限的、斜行的浅凹陷,常发生于颞下象限。在局部浅碟样改变区域仍然保留着正常的视乳头盘沿的颜色,称之为着色的凹穴。随着青光眼性损伤的进展,灰色代替了正常的颜色,称之为阴影征象。

5)晚期的青光眼性视乳头凹陷。如果青光眼性视神经萎缩没有被合适的降低眼压措施所遏止,典型的过程是视乳头盘沿组织最终丧失,视乳头发生全凹陷,检眼镜下为没有盘缘的白色视乳头,所有的视乳头血管在盘缘处弯曲,视乳头的边缘呈掘进状改变。

(21)青光眼性视神经萎缩的血管特征

1)视乳头出血。为裂隙状出血,常发生于视乳头边缘。大约1/3的青光眼患者可发生这种情况。这种出血可吸收,所以某次随诊时可能被发现,而下一次随诊时可能已吸收。以后可在视乳头同一部位或其他部位再次发生。最常发生的部位是下方盘缘,但也见于上方盘缘或盘缘的任何部位。视乳头出血可能是青光眼视神经损伤中首先发生的改变,常早于视网膜神经纤维层的缺损和盘缘切迹的发生。虽然视乳头出血常发生于眼压轻度升高或低眼压性青光眼中,但当它发生于眼压升高眼中时,就特别提示为青光眼。视乳头出血经常发生于糖尿病伴发青光眼的患者中。虽然视乳头出血并不总是与视乳头损伤的速率增加有关,但它可能是青光眼失控的表现。在有症状的玻璃体脱离患者中发生视乳头出血,可能是慢性青光眼的早期体征。

2)视网膜血管迂曲。在晚期青光眼性视神经萎缩的患者中,可见视乳头上迂曲的视网膜血管,在一些只是轻、中度青光眼性视神经萎缩的视乳头上,也会发生这种情况。血管迂曲可能是由于视网膜中央血管长期阻塞后引起的侧支血管的环形改变与慢性青光眼发生视网膜分支血管阻塞相关的静脉间吻合,以及急性视网膜中央血管阻塞的机率增加,在早、中期青光眼患者中,也会发生视乳头上静脉淤血,表现为侧支血管的扩张,可能与青光眼性视神经萎缩的进展有关。

3)视网膜血管的位置。视乳头上视网膜血管的位置与视杯的关系可能具有诊断价值。视乳头上血管向视杯鼻侧深部屈膝进出。但也有视杯逐渐向深部发展,而视乳头前界膜未破,血管在视乳头的行径未变、不弯曲,横跨在视杯上,好像立交桥样。另一种是环行血管的裸露。许多正常视乳头的1根或2根环行血管位于生理杯的边缘,勾画出生理杯的位置。在青光眼性视杯扩大时,这种环行血管从视杯的边缘裸露出来。但这种情况也偶尔出现于非青光眼性视神经病变和正常视乳头中。视乳头上视网膜血管鼻侧移位被认为是青光眼性视乳头萎缩的体征。由于这些血管是沿着视杯的鼻侧边缘进出眼球的,它们在视乳头上位置与视杯的大小有关,因此它们不是区别生理性或青光眼性视乳头改变的诊断指标。

三、青光眼治疗答疑解惑

1. 眼局部应用的降眼压药物有哪些

(1)拟胆碱作用药物:拟胆碱药物均为缩瞳药,多作为β受体阻滞药不能较好控制眼压时的一种联合用药。主要由睫状肌组织中的毒蕈碱受体介导的,通过刺激睫状肌收缩,牵拉巩膜突并拉紧小梁网,以增加房水向外引流。解除周边虹膜对小梁网的堵塞,使房角重新开放或维持房角开放状态,防止虹膜小梁网粘连,这一针对病因的治疗机制,使缩瞳药在闭角型青光眼的治疗中仍保持重要地位。以毛果芸香碱为代表的缩瞳药用于治疗青光眼迄今已有 130 年历史。其不良反应为可引起眉弓疼痛、视物发暗,出现调节性近视或使近视加深,长期用药还可能导致虹膜炎性反应和后粘连,引发白内障。若用高浓度制剂频繁滴眼,还可能产生胃肠道反应、头痛、出汗等全身中毒症状。毛果芸香碱缓释膜或毛果芸香碱凝胶作用时间长,不需频繁滴药,不良反应也相对较小。

(2)β肾上腺素受体阻滞药:β肾上腺素受体阻滞药最早应用于治疗心血管疾病,但后来发现其亦可通过抑制房水生成从而降低眼压来治疗青光眼和高眼压症。该类药物通过阻断位于睫状体非色素上皮细胞上的 β 肾上腺素受体而抑制房水生成,减少房水生成约 30%。其对房水外流无影响,不影响瞳孔大小和调节功能,其降压幅度有限,长期应用后期降压效果减弱。β 受体阻滞药在清醒时有降眼压作用,睡眠时无降眼压作用,认为这是由于睫状体上皮细胞没有足够有效的神经性或内分泌性肾上腺素紧张度来刺激房水生成的缘故。目前常用的该类药物眼液有:噻吗洛尔、倍他洛尔、贝特舒、左布诺洛尔、贝他根、美替洛尔及卡替洛尔、美开郎。其中噻吗洛尔、左布诺洛尔和卡替洛尔是非选择性 β 肾上腺素受体阻滞药,倍他洛尔是唯一眼用选择 β 肾上腺素受体阻滞药。非选择性 β 受体阻滞药对 $β_1$ 和 $β_2$ 受体均产生阻滞作用,而选择性 β 受体阻滞药只选择性阻滞 $β_1$ 受体,故选择性 β 受体阻滞药可引起心动过缓,血压下降等心血管系统不良反应,而无引起支气管痉挛、哮喘及血管收缩等作用。新的 β 肾上腺素受体阻滞药降压效果较佳而且持续时间长。倍他洛尔的降压效果常较其他几种药物稍弱,但由于其对 β 受体的选择性,因此被认为是一种对支气管和肺耐受性较好的药物,适用于有哮喘和慢性支气管炎病史的青光眼患者。初步的研究证明,倍他洛尔在降低视野平均缺损和增加平均敏感度方面优于噻吗洛尔,差异有显著性。

该类药物在初用时,眼压控制良好,但在持续使用一段时间(约数周至数月)后,降压效果会减弱或消失,这种现象临床上称"长期漂移"现象(或称脱逸现象),主要原因是药物的长期使用,可明显改变肾上腺受体的数目和亲和力,噻吗

洛尔用药数月后仅有 20％～30％ 的患者眼压得以控制,而停药 2 个月后,药物与受体的亲和力又重新恢复到原来水平,所以为保障药物的持续疗效,定期随诊和必要调整很重要。因而,有人提出交替使用阻滞药与激动药的办法,如使用阻滞药 6 个月后改用激动药 2 个月,以此维持受体数目再平衡和保持降压效果,取得较好的效果。

(3)碳酸酐酶抑制药:碳酸酐酶抑制药(CAI)为一类有效的降眼压药物,其全身给药已应用 40 余年。但是,由于它有明显的全身不良反应而受到限制,不能成为治疗青光眼的基础药物。最近几年来,局部滴眼用的碳酸酐酶抑制药研究获得成功,消除了碳酸酐酶抑制药的全身不良反应,使碳酸酐酶抑制药在青光眼的药物治领域再度引起了人们的关注。其作用机制是通过抑制睫状体非色素上皮细胞内碳酸酐酶来减少房水生成而降低眼压。目前,可获得的碳酸酐酶抑制药有:1％布林佐胺(Brinzolamide,Azopt 派立明)、2％杜噻酰胺(Dorzolamide,多佐胺)、复合制剂 Cosopt(多佐胺＋噻吗洛尔),每日 2～3 次。1％派立明,其降眼压效果略小于全身用药,但全身不良反应很少。长期使用的主要不良反应是结膜炎和眼睑反应,与磺胺类药过敏有关,其他的有眼局部异物烧灼感、口中味苦感,均能耐受。

(4)α肾上腺素受体激动药:传统的肾上腺素受体激动药,如阿可乐定(apraclonidine)、肾上腺素、地匹福林等,它们可同时兴奋 α 和 β 受体,虽可降低眼压,但由于它的局部和全身不良反应及稳定性极差等缺陷,在临床上使用日趋减少。近年来,随着突触前受体研究的深入发展,为青光眼的药物治疗开辟了新途径。肾上腺素 α_2 受体激动药是较新的降眼压药,α_2 受体激动药设计的合理性就在于把突触前 α_2 受体的负反馈调节作用引入到治疗效应中。

α_2 受体激动药有 0.2% 溴莫尼定(brimonidine,阿法根)、0.5% 阿泊拉可乐定(apraclonidine)能选择性兴奋 α_2 受体,可同时减少房水生成和促进房水经葡萄膜巩膜外流通道排出。0.2% 溴莫尼定是具有高度选择性的 α_2 肾上腺素受体激动药,它对 α 受体有极高的亲和力,而对 α_1 受体的影响很轻微,这样由 α_2 受体兴奋而引发的负反馈机制发挥了作用,治疗浓度不产生由 α_1 受体介导的瞳孔散大和眼球血管收缩等作用及 β 受体兴奋而引发的心、肺不良反应的发生。每日 2～3 次的降眼压作用与 0.5% 噻吗洛尔相当。0.5% 阿泊拉可乐定主要用于预防和治疗激光小梁成形术、虹膜切开术和晶状体后囊膜切开术后的眼压升高,该药的较高过敏性反应、对中枢神经系统的影响和引起明显的全身动脉压降低限制了其长期应用。

(5)前列腺素衍生物:前列腺素(prostaglanddin,PG)作为局部激素在各器官中发挥不同的作用,其中对人眼具有较好的降眼压效果,局部滴用基本无全身不良反应。近年来,由于对 PG 制剂的改进,大大提高了其临床降压效果,并减少了不良反应,代表药物为:拉坦前列素(latanoprost),它的降眼压机制在于通过使睫状肌松弛、肌束间隙加大及改变睫状肌细胞外基质来增加葡萄膜外流,使 I 和 III 型胶原减少,并使Ⅰ、Ⅲ和Ⅳ型基质金属蛋白酶增加,降低房水流出阻力,而不影响房水生成,对眼前段组织的营养有一定益处。在抗青光眼的药物中,目前最常用的降压药是β肾上腺素受体阻滞药,但其降低某些低眼压性青光眼的眼压尤其是夜间眼压的效果差,而夜间眼灌注压不足是造成青光眼性视乳头改变的重要原因之一。使用拉坦前列素滴眼液,无论在白天还是夜间,均能使青光眼患者和正常眼压的志愿者产生持续恒定的眼压下降,其改变眼灌注压的效果较噻吗洛尔要好,这一点对治疗低眼压性青光眼可能有好处。拉坦前列素与噻吗洛尔、毛果芸香碱、乙酰唑胺和地匹福林4种常用的抗青光眼药物合用,均有相加作用。毛果芸香碱使睫状肌收缩,应减少葡萄膜巩膜外流,而它与拉坦前列素合用有相加作用,可能是由于临床上所用的毛果芸香碱的浓度引起的睫状肌收缩,不是持续的最强的收缩,不足以拮抗拉坦前列素对睫状肌的松弛作用,并改变其细胞外基质。另外,拉坦前列素还可使拟胆碱药所致睫状肌收缩松弛,因而葡萄膜巩膜外流通路并未完全阻塞,仍可发挥其增强房水向葡萄膜巩膜外流的作用。另外,对该药有一新发现的特殊现象是眼睫毛和附近的毛发增多及虹膜颜色的改变,其有关机制正在研究中。

就目前对该药的临床研究来看,它有如下优点:①有相当好的降压效果,至少与噻吗洛尔的疗效相似,滴药次数减少,每日1次即产生恒定的降压作用。②傍晚滴药,对一些低眼压青光眼患者有一定的益处。③作用于房水外流,而不抑制房水的生成,它对房水的产量、瞳孔、眼调节、血压等无影响,几乎没有全身不良反应。与其他抗青光眼药物合用,均有相加作用。但是,用药之前应当告知患者有可能引起虹膜异色,以及眼睫毛和附近毛发的改变,并密切注意。④前列腺素具有扩张血管的作用,能改善眼局部的血流,对预防和治疗视神经的损害有一定的好处。

(6)联合用药:是指一种药物不能控制眼压的情况下,加用另外一种或几种降眼压药物。

1)拉坦前列素和毛果芸香碱的联合应用。拉坦前列素降低眼压是通过增加色素膜及巩膜外流这种机制可能是通过睫状肌松弛和肌束见的细胞外基质的变化来完成。毛果芸香碱的作用是收缩睫状肌,拉开小梁的通道,使房水更易排出。高浓度(10%)的毛果芸香碱能抑制猴的前列腺素的降低眼压作用。

毛果芸香碱虽有明显的降眼压的作用,但不良反应较多,联合应用拉坦前列素和毛果芸香碱的机会并不多,但在毛果芸香碱对眼压控制不良的情况下,加点拉坦前列素是有益而无害的。

2)拉坦前列素和碳酸酐酶抑制药联合应用。二者有相加作用,醋氮酰胺使房水生成减少13%,而拉坦前列素对房水生成没有影响。

3)拉坦前列素和双三甲基乙酰肾上腺素的联合应用。双三甲基乙酰肾上腺素的降压机制是传统途径的房水排出,又增加房水向巩膜色素膜的外流,两者合用有相加作用。

4)拉坦前列素和喘灵的联合应用。喘灵和拉坦前列腺素的降压机制都是使房水向巩膜色素膜外流增加,而它们的化学结构不同,作用的受体也不完全相同。实验证明:在噻灵治疗的基础上加点拉坦前列腺素可使眼压进一步下降,而在拉坦前列腺素治疗基础上加点噻灵不能使眼压进一步降低。

5)噻吗洛尔和2%醋氮酰胺的复合制剂(cosopt)的联合应用。前者是非选择性β受体阻滞药,后者是碳酸酰胺抑制药,两者都能减少房水的生成,已有研究证明,两者联合应用有相加的降眼压作用。临床证明复合制剂的降眼压效果比单独使用的效果好。

6)噻吗洛尔-醋氮酰胺复合制剂与其非固定配方联合应用。两种方法的降眼压作用基本上一样,而且均能为患者所耐受,且证实cosopt和拉坦前列腺素对剥脱性青光眼眼压明显下降,而无明显差别。

7)毛果芸香碱和噻吗洛尔联合应用。毛果芸香碱和噻吗洛尔联合治疗开角型青光眼比分别用这两种药的降压效果好。

如果用噻吗洛尔控制眼压不理想,在使用噻吗洛尔和毛果芸香碱联合制剂前可先用拉坦前列腺素,这样可降低联合制剂组的不良反应,两组降眼压作用无明显区别。

(7)抗青光眼药物的不良反应:抗青光眼药物主要是通过细胞受体或酶的拮抗、抑制或兴奋、激活来发挥治疗作用的,但同时也给机体带来了一些不良反应。如拟胆碱类药物,可以使瞳孔缩小、视物变暗,睫状肌收缩增强调节影响视力,甚至眼痛、头痛、恶心;β肾上腺素受体阻滞药可以使心动过缓,诱发支气管哮喘等;α肾上腺素受体兴奋药可以产生困倦和血压下降等;长期口服碳酸酐酶抑制药可以造成电解质紊乱、低血钾、肝功能损害、尿道结石等。

因此,拟胆碱类药物不宜在有明显白内障、高度近视眼的患者中使用;β肾上腺素受体阻滞药在有心动过缓、心功能不全和哮喘、肺功能不全患者中禁用;α肾上腺素受体兴奋药对高空作业、驾驶员等患者应慎用;肝、肾功能有损害的患者尽量不用 0。碳酸酐酶抑制药;糖尿病患者不用甘油,因为甘油会升高血糖;老年人、儿童,以及体弱者、电解质紊乱者、高血压者、肾功能障碍者亦要谨慎使用甘露醇,以免发生意外。

(8)青光眼药物治疗注意事项:如果应用药物治疗青光眼,就必须做到遵照医生嘱咐,规律用药。要特别提请注意的几点是:

1)最好准备好两套眼药水,以备不时之需。出差及旅游时随身携带。

2)按时点药,点药后按压内眼角,以提高药物利用率,减少药物经泪囊吸收所造成的不良反应。

3)定期到医院进行复查,以防青光眼继续恶化。

4)一些抗青光眼药物有不良反应。例如,噻吗洛尔可使心率减慢,还可引起支气管平滑肌收缩,有心率过缓、支气管哮喘和呼吸道阻塞性疾病者最好不用,必须用时应提防不良反应的出现。醋氮酰胺在输尿管结石病人慎用,磺胺过敏者不用；该药有排钾作用，服药应同时补钾。高渗药在心血管系统、肾功能不良时勿用，糖尿病患者禁用甘油。总之应在用药前向医生说明全身疾病，以便医生选择用药。

（9）青光眼药物治疗的一般原则

1）若局部滴用 1、2 种药物即可使眼压控制在安全水平，患者能配合治疗并定期复查，则可先试用药物治疗。

2）如无禁忌证，可首选 β 受体阻滞药或前列腺素衍生剂。

3）一种药物不能控制眼压，可换用另一药物。

4）第一次用药时可进行单眼治疗试验，另一眼作为基线对照以评价药物效果（特别适用于 24 小时眼压曲线波动较大者）。治疗后双眼眼压相差大于 4 毫米汞柱则表示有效。但某些药物（尤其是 β 受体阻滞药）可能对另一眼有交叉作用。如单眼试验有效，再开始双眼治疗。

5）如滴用单一药物眼压仍未控制在安全水平，可联合应用作用机制不同的药物。

6）两种药物滴眼应间隔 5 分钟以上。滴药后压迫泪囊区或闭合眼睑 1～2 分钟，有助于维持局部药物浓度并减少全身吸收。

2. 全身应用的降眼压药物有哪些

（1）碳酸酐酶抑制药：碳酸酐酶抑制药降眼压的作用机制是直接抑制睫状体上皮部位碳酸酐酶同工酶 II 和 IV 的活性，使房水生成减少，而降低眼压。临床上应用较为广泛，常

用的是乙酰唑胺及醋甲唑胺，无论口服或注射，一般都只限于手术前准备。乙酰唑胺每次 125～250 毫克口服，或醋甲唑胺 500 毫克口服，每日 1～3 次，不必大剂量使用，使用中应特别注意全身不良反应的发生。局部应用时，其血浆浓度非常低，不足以产生全身性作用。该类药系磺胺类制剂，过敏者禁用。常见的不良反应有唇面部及手指、脚趾麻木感，胃肠道刺激症状，尿液混浊等，如长期服用，可诱发尿路结石，肾绞痛，代谢性酸中毒，低血钾等。因此，临床上常同时给予氯化钾和碳酸氢钠，以减少不良反应的发生。对伴有肝、肾功能不全，呼吸性酸中毒者应谨慎使用。个别病例对该药有特异性反应，可产生再生障碍性贫血，与剂量无关。有报道使用该类药后，可使组织的二氧化碳分压升高，导致视网膜血管扩张，结合眼压下降使视乳头灌注压增加，最后使血流量增加。

（2）高渗脱水药：多作为局部用药不能良好控制眼压时的补充，或手术前用药，剂量和时间均不宜过大或过长，以免引起全身更多的不良反应。通过提高血浆渗透压来降低眼压，现以甘露醇为代表。以每日 20％甘露醇 250 毫升（快速静滴）为宜，降眼压作用起效快，但维持时间短（6 小时）。在高血压、心功能不全、肾功能不全患者，要注意全身状况，以防意外。过多的应用或应用较长时间易引起全身脱水、电解质紊乱，颅内脱水严重时引起头痛，血液脱水严重时可引起血栓形成，尤其在儿童和老年人更应注意。其他高渗药有甘油、异山梨醇。

（3）青光眼患者不能使用的药物

1）抗组胺药：盐酸苯海拉明、异丙嗪、氯苯那敏（扑尔敏）、赛庚啶、布可立嗪、美克洛嗪、苯茚胺等抗组胺药也有一定的抗胆碱作用，能升高眼压，加重青光眼患者病情，因此应慎用。

2）抗震颤麻痹药：苯海索（安坦）、丙环定（卡马特灵、开马君）、甲磺酸苯扎托品（苄托品）、比哌立登（安克痉）、金刚烷胺（金刚胺）等药物也有中枢抗胆碱作用。

3）抗胆碱药：主要有阿托品及其衍生物如东莨菪碱、颠茄、洋金花、曼陀罗，以及溴丙胺太林（普鲁本辛）、溴甲胺太林（溴本辛）、格隆溴铵（胃长宁）、奥芬溴铵（安胃灵）、地美戊胺（胃安）、地泊溴铵（胃欢）、盐酸贝那替秦（胃复康）、溴甲阿托品（胃疡平）等。

4）扩血管药：主要有硝酸酯类，如硝酸甘油、长效硝酸甘油、戊四硝酯（亚硝酸异戊酯）、异山梨酯（消心痛）等。这类药物在有效扩张冠状动脉，改善心肌缺血的同时，也扩张视网膜血管，促使房水生成增多，增加眼压，同时眼内血管扩张也容易导致狭窄的前房角关闭。因此，闭角型青光眼患者要慎用硝酸酯类药物。如果冠心病发作必须应用硝酸酯类药物时，剂量不宜大，用药时间不宜长，并注意观察有无青光眼加重的表现。

5）安定类药：相当多的青光眼患者患有焦虑症，夜间睡眠障碍，需要服用药物来缓解紧张焦虑、改善睡眠。安定类药物包括地西泮及其衍生物硝基安定、舒乐安定等，属抗焦

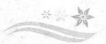

虑类药物,具有稳定情绪、减少焦虑紧张及改善睡眠等作用。但是这类药物同时又有肌肉松弛作用,会加重前房角狭窄,甚至闭塞,闭角型青光眼患者需禁用或慎用。

3. 滴眼液应用注意事项

眼科许多疾病的诊断和治疗须采用眼药液滴眼。只有正确应用眼药液滴眼,才能做到药尽其力,又不致造成浪费和危害。需要注意:

(1)滴眼液药瓶应有清楚的标记:注明药物名称和浓度,必要时瓶签可用不同颜色标出,尤其对有毒的药液,如散瞳药。

(2)滴眼液勿直接滴在角膜上:因角膜感觉灵敏,受药液刺激会引起反射性闭眼,将药液挤出眼外,浪费了药液,达不到治疗的目的。

(3)忌压迫眼球:以免造成严重角膜溃疡引起穿孔或加重病情,如果眼部有分泌物、泪水或眼膏时,应先用棉签或纱布轻轻拭净,再滴眼药液。滴管不可触及眼睑及睫毛,防止污染。

(4)毒性药液应用的注意事项:有些药液如阿托品、匹罗卡品等具有毒性,滴后应用棉签压迫泪囊区2~3分钟,以防止药液经泪道进入鼻咽部,被黏膜吸收而引起中毒反应。

(5)预防交叉感染:患有传染性眼部疾病,如铜绿假单胞菌角膜溃疡患者,应按隔离制度安排在最后滴眼,或患者单独用药,对用过的敷料、棉签等应焚烧或专门处理,以防交叉感染。

(6)勿将药液滴入健眼：单眼患病，滴眼时，应将头部稍偏向患眼侧，以防药液顺鼻根部流入健眼导致意外或交叉感染。

(7)剂量：每次滴药量以 10～20 微升为宜，目前市售的管装滴眼液，每次滴用 1 滴即可。从理论上讲似乎滴入量越多，则眼内获得的浓度越高，效果越好，但实际上药液过多超过结膜囊容积，容易溢出，造成浪费，不能达到结膜药物高浓度。而可以通过增加滴眼次数，提高眼内药物浓度，增强疗效。

4. 如何滴眼药水

滴眼药水看上去是件小事，可操作不好有时适得其反。常用的滴眼液主要是抗生素、抗病毒、抗疲劳类。如使用特殊的滴眼液，医生一定会特别提醒，如阿托品滴眼液滴后即刻按压泪囊区 2～3 分钟，以免药液经泪道流入鼻腔吸收引起毒性反应，儿童尤其要注意！

操作时，病人坐位或仰卧位，头稍后仰，眼向上注视。若有分泌物先用消毒棉球拭去，用左手食指或棉签向下拉开病人下睑，右手持眼药瓶或滴管先挤掉 1～2 滴，瓶口或滴管口距眼 2～3 厘米，不要接触眼睑睫毛，将药液滴入下穹窿部结膜囊内 1～2 滴，再轻提上睑覆盖眼球以使药液在结膜囊内弥散，嘱病人轻闭眼 1～2 分钟。用消毒棉签拭去溢出的药液。操作时要注意：滴药前洗手，核对眼药水有无拿错；滴药

时动作轻柔,切勿压迫眼球及将药瓶嘴触及眼球、眼睑或睫毛,以免误伤或污染;不可直接将药滴在角膜上,因角膜感觉敏感易引起反射性闭眼,将眼药挤出;易沉淀滴眼液应充分摇匀后再滴用;同时滴用多种滴眼液时,用药间隔时间不应少于5分钟。高温季节,眼药水滴后要及时放入冰箱冷藏,冷藏不是冷冻! 一般滴眼液开启后两周就不要再用了,否则没病会滴出眼病来的。人工泪液滴用时更要多加注意。有的病人,特别是老年病人,自行滴眼液时,将药瓶嘴放在结膜囊内挤压,这样只要滴一次,整支药水就污染了,所以药水滴了不少,眼病就是不见好。

5. 涂眼药膏的方法

由于药膏在结膜囊内停留的时间较长,可以延长药效。根据疾病的性质,使用不同的眼药膏可以达到消炎、镇痛、散瞳或缩瞳的目的。对眼睑闭合不全者,在睡眠时涂眼高可以保护眼球,防止结膜、角膜干燥。

(1)操作方法:患者取坐位或仰卧位,头后仰并向上注视。操作者用手指或棉签拉开下眼睑,将眼膏挤入下穹窿部。若用玻璃棒,可将眼膏直接挤在棒上,玻璃棒平行放入穹窿部,嘱患者轻闭眼,将玻璃棒边转动边向颞侧抽出。然后用棉球轻轻按摩眼睑,使眼膏均匀分布于结膜囊内。最后将溢出眼外的眼膏擦掉。

(2)注意事项:①直接用眼膏管涂眼膏时,注意勿触及睫毛或眼睑。②操作时动作要轻快敏捷,切勿压迫眼球,尤其对角膜溃疡患者，更应注意。③玻璃棒在使用前要检查圆头有无破损，以免擦伤结膜或角膜。④涂药膏时注意不要将睫毛随同玻璃棒卷入结膜囊内，以免刺激角膜引起不适。

6. 如何进行结膜下注射

　　球结膜下注射是通过注射使药物注入结膜与巩膜之间的疏松间隙内，经结膜及结膜下血液循环进入眼内，同时产生一种生物刺激作用，导致局部血管扩张和渗透压增强，并能节省全身药物量和减少药物的全身反应，是眼科常用的局部治疗方法。但由于球结膜表面毛细血管丰富，结膜薄，且有一定韧性，进针时易造成一定阻力。常用药物有抗生素、激素、散瞳药、自家血清或高渗盐水等。

　　(1)操作具体方法

　　1)病人取坐位或仰卧位。患眼滴表面麻醉药(0.5%地卡因溶液)每3～5分钟一次，共3次，如角膜溃疡或结膜囊分泌物多时，可先用生理盐水或1%硼酸水冲洗结膜囊。

　　2)操作者右手持吸好药物的注射器，左手拇指拉开下睑，令病人眼向内上方注视，以暴露出球结膜。将注射器以水平方向与眼球成10°～15°角，将针头刺入距角膜缘5～6毫米颞侧近穹窿部的球结膜下，轻轻挑起球结膜进针3～4毫米，缓慢注入药液，该处球结膜成鱼泡样隆起，注射量一般为0.3～1毫升(根据药物而定)。

　　3)注射完毕拔出针头后滴抗生素眼药水，嘱病人闭眼休息3～5分钟。如为角膜溃疡病人，应按遗嘱涂上眼药膏并

加封眼垫。观察无反应即可离去。

（2）注意事项

1）注射时嘱病人勿转动眼球，针尖斜面朝外，针头刺入的方向指向穹窿部，以防刺伤角膜。不合作病人可用开睑器及固定镊固定眼球后再注射。

2）进针时要避开血管，注射后如有出血，可用棉签压迫片刻。待出血停止后，做热敷以助吸收。

3）若需散瞳扯开后粘连的虹膜，应将药液注射在离角膜缘很近的地方（远了效果差）。治疗眼内炎症和玻璃体混浊，药液用量可多些，注射部位应选择距角膜缘较远的地方。

4）刺激性强、容易引起局部坏死的药物，不可做结膜下注射。

5）多次注射者，应常更换部位，以免结膜下结瘢、粘连。

6）注射可的松混悬液时，应先将药物摇匀后再抽吸注射。

7. 如何进行眼球后注射

球后注射法是眼科护理操作中难度较大的一种操作，即将药物直接注射到眼球后部，从而麻醉睫状神经节，以达到手术时无痛；绝对期青光眼的镇痛措施；或治疗眼底病时使用。

（1）适应证

1）眼球深部疾病，如视神经炎、葡萄膜炎、视网膜中央动脉栓塞及中心性视网膜炎等。

2）内眼手术麻醉睫状神经和睫状神经节。

3）绝对期青光眼顽固性疼痛，可用酒精作球后注射来止痛。

（2）常用药物

1）糖肾上腺皮质激素，如泼尼松龙、可的松、地塞米松等。

2）血管扩张药，如血管舒缓素、妥拉苏林、曲克芦丁等。

3）麻醉及封闭用药，如普罗卡因、利多卡因。

一般药物用量不超过 2 毫升，激素类混悬液不超过 0.5 毫升。

（3）操作方法

1）患者取仰卧位，以 75％酒精消毒下眼睑外侧眶缘皮肤。

2）嘱患者向内上方注视。3～3.5 厘米长之细针头于下睑外 1/3 与中 1/3 相交处眶缘皮肤刺入，针头垂直刺入约 1 厘米后，再转向异上方倾斜，向眶尖方向进针，总长 3～3.5 厘米，即可达到肌肉圈锥内，抽吸无回血方可注入药物。

3）注射完毕，消毒棉球压迫局部 3～5 分钟。

4）亦可在颞下穹窿部结膜处进针，但注射前须滴表面麻醉药，并冲洗结膜囊。

（4）注意事项：核对药物及欲注射眼别，严格无菌操作，注射针头穿过眼睑再继续进针时，应无阻力，不可用力过猛，以免损伤巩膜组织；注射后发生眼球突出，表明有球后出血，应立即闭合眼睑，加压包扎；进针深度不可超过 3.5 厘米，以

免伤及神经组织;偶有发生眶内感染或视网膜中央动脉痉挛,栓塞者及时对症治疗;不可在眶内反复捣动,否则易导致球后出血及损伤视神经。

8. 如何保存眼药水

有很多患者都不太注意怎么保存眼药水,滴完之后就在桌子上随便一放,其实保存眼药水也有很多诀窍在里面。

(1)眼药水(膏)开启后,不要超过 4 周使用时间。

(2)放冰箱内的眼药水(膏)切勿放在冷冻室内。

(3)使用完后要拧紧盖子,隔绝空气、减少污染和药液外漏的机会。

(4)眼药水一定要和其他类水剂药物分开存放,千万不要误放,引起眼睛烧伤。

(5)还没有开启的眼药水(膏)要注意使用期限,一般为2～3 年,过期及快过期就不要用了。

(6)使用前要看眼药水是否清亮透明,有无变色、出现颗粒、变得混浊或出现棉絮状沉淀物。有的话绝对不能用。

(7)眼药水(膏)使用完后要存储在阴凉、干燥、通风处,避免日光、高温、潮湿的环境,有条件可放入冰箱里(4℃即可)。这是因为药品多由化学物质制造而成,长时间放置高温等恶劣环境中,容易引起成分变化,降低效力,甚至变质为有害物质。

(8)在眼药水瓶上写上名字,以免滴错。比如,阿托品类药物是散瞳药,如果老年人用了有可能诱发青光眼,严重者

视力下降,甚至失明。噻吗洛尔眼药水是治疗青光眼的,此药对心脏有一定的影响,滴多了,可能发生心脏病,已有心脏病者病情会加重。

9. 哪些人不宜使用噻吗洛尔眼药水

噻吗洛尔自 1978 年在临床上应用以来,因其降眼压维持时间较长,每日只需滴用 1～2 次,且无缩瞳、调节痉挛引起的视物模糊及眉弓痛等不适,颇受病人欢迎,并增加了病人的用药依从性。但需要引起重视的是,该药有潜在的全身严重不良反应,特别是对心血管系统(β_1 受体)和呼吸系统(β_2 受体)有潜在的不良反应。对于下列病人,禁用噻吗洛尔眼药水来降眼压:有支气管哮喘病史者或者支气管哮喘正在发作者;严重慢性阻塞性肺气肿病人;心动过缓,测脉搏每分钟小于 55 次或有Ⅰ度房室传导阻滞者;严重心力衰竭;小孩和婴儿(特别是 1 岁以内的婴幼儿),即使 1 滴眼药水也可引起严重的不良发应,甚至引起死亡。

10. 噻吗洛尔可以与其他治疗青光眼药物合用吗

治疗青光眼的药物种类繁多,形式各异,目的不同,新药也层出不穷,其药物的强度和组合各有差别。但不管如何变化,医生应努力尝试用最少量的药物产生最好的治疗效果及最低的不良反应。这是青光眼药物治疗应遵循的基本原则。

噻吗洛尔是一种强效β受体阻滞药,能显著减少房水生成量,具有较好的降眼压作用。如果单独使用噻吗洛尔不能有效控制眼压,可以联合应用其他抗青光眼药物。联合用药的原则是不同作用机制的药物联合使用可以增强降眼压效果。拟胆碱作用药物可与肾上腺素受体激动药、拮抗药及碳酸酐酶抑药联合应用起相加效应;β受体阻滞药与α受体激动药、碳酸酐酶抑制药及前列腺素衍生物类药联合应用也起相加效应;α受体激动药与碳酸酐酶抑制药,以及前列腺素衍生物类药联合应用同样起相加效应。最好的组合是促进房水引流的药物与减少房水生成的药物,可以最大限度地发挥降眼压效应。但注意如果是肾上腺素、地匹福林与噻吗洛尔等同时应用,则可能相互抵消降眼压效果。另一方面,如果是同一作用机制的药物联合使用则不但不能增强疗效,反而带来更多的不良反应。同样是β受体阻滞药的药物噻吗洛尔、贝特舒、贝他根、倍他舒和美开朗,如果联合应用并不体现出增强的降眼压效果,这是因为眼部的所有β受体均被阻滞也只能产生一定程度的眼压下降。相反,超量的β受体阻滞药可能进入血液循环,会增加全身心血管和呼吸系统等不良反应的危险性。

11. 噻吗洛尔为什么不能多用

　　自20世纪70年代噻吗洛尔问世以来,它一直是治疗青光眼最有效的药物之一。因为它不影响瞳孔和调节,作用时间长,每天只需用药1或2次,被认为是青光眼治疗史上的一项重大突破性进展。但该药是非选择性 β 受体阻滞药,可阻断 β_1 和 β_2 受体。β_1 受体使心收缩力加强,心率和传导加快。当 β_1 受体被阻滞后,可有心动过缓,血压下降,晕厥等不良反应。β_2 受体是支气管及血管平滑肌扩张,当 β_2 受体被阻滞后,可有支气管痉挛、哮喘及血管收缩等反应。噻吗洛尔的作用机制是抑制房水生成而降低眼压,可使房水分泌下降 $20\%\sim50\%$,眼压下降 $20\%\sim30\%$。一般以 0.25% 浓度每日 1 次开始,因浓度越大,不良反应越大。有报道,用 0.25% 浓度的不良反应发生率为 20%,用 0.5% 浓度的不良反应增至 46%。通常疗效不足时,可增加到每日 2 次滴眼或改用 0.5% 浓度。若再增加浓度或滴眼次数,疗效并不增加,发生不良反应的危险性却更大了。所以,患者自己一定不要任意多用该药。

12. 全身应用降眼压药物需要注意什么

凡是局部用药可以达到治疗效果者,则不必全身用药。全身用药一般应用在难治性青光眼、青光眼的急性发作期等,多配合局部用药。

(1)乙酰唑胺:又叫醋氮酰胺。它是通过抑制碳酸酐酶活性,减少房水生成而降低眼压的。各类青光眼均可使用,但大多作为局部用药的补充,不宜长期应用。最常见的不良反应是四肢、颜面麻木和刺痛感,食欲缺乏,困倦,尿路结石,肾绞痛,长期使用或短期大量用药可发生低血钾及代谢性酸中毒,所以用药过程中,为避免和减少不良反应发生,常与碳

酸氢钠同时服用。

　　(2)甘油、甘露醇：其中甘油为口服高渗剂，甘露醇为静脉滴注高渗药。高渗药进入血液后提高渗透压，使玻璃体脱水而降低眼压，一般用于眼压急剧升高的病例，属于快速降低眼压的临时急救措施。最常见的不良反应有恶心、呕吐、头晕、头痛、乏力、多尿、口渴等。因高渗药进入体内后，主要分布于细胞外液，使组织和细胞内液体流入血液循环并经肾脏排出体外，除降压外还伴有强力脱水、利尿作用及血容量增加。脑组织脱水可引起头晕、头痛、定向力障碍、躁动等，强力利尿可导致水电解质紊乱，产生低血钾。大剂量快速输入高渗剂可诱发急性心力衰竭、肾衰竭、肺水肿。有严重心、肾、肺功能不良及严重脱水和电解质紊乱者应禁忌使用高渗药。

　　当眼压急剧增高或局部用药眼压控制不好时，常采用静脉滴注或口服降眼压药物治疗。用药前首先要注意全身情况，一定做血、尿常规检查，血糖检查，肝、肾功能检查，血电解质检查等。如果尿蛋白阳性或尿结晶多，则要慎用乙酰唑胺，如果血糖高就不能用甘油。对50岁以上患者，在快速静脉滴注甘露醇之前，要检查心电图、血压及内科全身查体，心功能损害者慎用。静脉滴注甘露醇或口服乙酰唑胺时，应同时服用钾制剂，避免发生低血钾。必须告诉病人，如果出现全身无力时，必须抽血确定有无低钾血症，严重低血钾可致心功能紊乱。输入甘露醇或口服甘油后，组织脱水可使病人感到口渴，此时不要大量饮水，否则影响降压效果。

无论是静脉滴注还是口服降压药,降压效果都是暂时的,都不能从根本上解决房水的流出问题,因此绝不能长期依赖全身降压药。

13. 原发性闭角型青光眼为什么不能滴散瞳药

原发性闭角型青光眼有前房浅、房角窄的解剖因素。应用散瞳药后瞳孔散大,虹膜向房角处堆积,使周边前房更浅或虹膜根部阻塞房角,房水排出受阻,可引起眼压急剧增高。此外,阿托品类散瞳药物还有扩张血管的作用,使睫状突毛细血管扩张,房水分泌增加,引起眼压升高,导致青光眼急性发作,视功能严重损害。因此,闭角型青光眼在未手术前是严禁使用散瞳药物的,特别是阿托品类散瞳药,否则将造成不良后果。

14. 闭角型青光眼滴缩瞳药需要注意什么

毛果芸香碱(匹罗卡品)是一种老而有效的抗青光眼药物,自 1875 年用于临床以来,已有 100 余年的历史,由于不断改进剂型、给药方法,使其疗效提高,减少了不良反应,至今仍是治疗闭角型青光眼的基本药物和首选药物。毛果芸香碱治疗闭角型青光眼是由于缩瞳作用。该药使瞳孔括约肌收缩,牵拉虹膜使之紧张变薄,减少虹膜在房角的堆积,使周边部虹膜离开小梁网,房角加宽,使房水流经小梁网,进入

Schlemm 管,眼压下降。但有时,该药不但不降眼压,反而使眼压升高,这是为什么呢？这主要见于两种少见情况。其一是根据临床经验,凡是用缩瞳药后加重青光眼病情的患者,绝大多数是恶性青光眼的易感者,应仔细检查识别。其二是个别闭角型青光眼患者的前房很浅,晶状体呈球形较厚,持久频繁滴用毛果芸香碱后,使瞳孔极度缩小,睫状肌收缩后韧带松弛,晶状体向前移位,增加了虹膜和晶状体的接触,结果反而加重了瞳孔阻滞和虹膜膨隆。同时,超量使用毛果芸香碱,使眼内小血管扩张充血,血容量增加,眼压也会升高。这些因素导致了闭角型青光眼病情加重。这说明,得了青光眼,要按医嘱要求用药,不可急于求成滥用频滴毛果芸香碱。若治疗过程中出现反常现象,则应认真寻找原因,根据眼部体征及时做出判断,以防误治。

15. 原发性闭角型青光眼误用了阿托品怎么办

闭角型青光眼在未手术前是严禁使用散瞳药物的,特别是阿托品类散瞳药,可能会诱发闭角型青光眼的大发作。一旦误用,可使患者眼房角关闭、眼压急性升高,角膜水肿,出现疼痛、雾视、虹视、头痛、恶心、呕吐,发作几个小时后可能就会造成严重的不可逆性的损害。如果视力为手动或更差,就需要尽快控制眼压,要积极给予缩瞳、降眼压等对症治疗。1%～2%毛果芸香碱滴入误用眼,15 分钟 1 次,共 4～6 次；对侧眼给予 0.5%～1%毛果芸香碱 1 次。应用所有的局部用的抗青光眼药物,静脉用高渗药物如甘露醇。如果经过两个疗程的最大药物的治疗,眼压仍然没有下降,就需要在高眼压状态下行激光周边虹膜切除术。如果激光周边虹膜切除术后眼压仍然没有控制,就需要考虑行激光周边虹膜成形术或周边虹膜切除手术,部分患者可能需要做小梁切除术。经过治疗眼压控制后,患者需要定期随访。

16. 使用缩瞳药会有不适感吗

缩瞳药的代表药物是毛果芸香碱(匹罗卡品)眼药水,浓度为1%或2%。该药的作用是通过收缩瞳孔括约肌将根部虹膜拉离小梁网,开放房角,利于房水外流,主要用于闭角型青光眼的预防和治疗;还可通过收缩睫状肌,增加小梁网房水外流,降低开角型青光眼的眼压。但是应该引起注意的是,长期应用该药易导致强直性瞳孔缩小、虹膜后粘连;由于睫状肌强烈收缩会牵引视网膜,有引发视网膜裂孔或脱离的可能。而且该药的拟胆碱类作用,可使瞳孔缩小、视物变暗、近视加深,甚至引起眼痛、头痛、恶心。尤其是40岁以下患者较难忍受,约20%患者因此而不愿用药。因此,患者应该在医生的指导下进行用药,用药期间发生任何变化,都要及时向经治医生报告,一旦发现问题及时调整治疗方案。

17. 药物治疗是多多益善吗

作为慢性眼病,青光眼的用药要循序渐进,随治疗时间

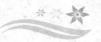

延长,耐药性的增高,逐步增加滴眼药次数和浓度,或再增加另一种局部用药,必要时全身加药。切不可不顾病情随意加药,药物治疗不是多多益善。青光眼治疗急功近利的结果不但徒劳无益,反而有害。曾碰到一位外伤性青光眼患者,病初眼压很高难以药物控制,手术后眼压仅偏高,每日滴噻吗洛尔2次即能使眼压控制良好,但患者自作主张,私自口服乙酰唑胺,每日2次,每次1片,近2个月,结果某天突然剧烈下腹痛并尿血,才知道病因是长期盲目口服降眼压药所致。以后仍改为局部用药病情很稳定。

18. 青光眼手术主要有哪几类

青光眼治疗中唯一经过多中心验证、有确切临床疗效的治疗方案就是降低患者的眼压。尽管越来越多的证据表明药物治疗在青光眼的早期阶段具有确切的疗效,但从我国的特殊国情出发,考虑到大部分就诊患者已处于疾病的中、晚期,药物已经不能满足"靶眼压"的需要,因此手术仍是最主要的治疗方法。青光眼手术以小梁切除术为代表,虽历经半个多世纪的发展仍然为主要的治疗手段,但最近一些微创、无滤过泡及植入物的新型手术取得了一定的临床疗效,为青光眼"个体化"治疗提供了更多的选择。综合现有的临床资料及降眼压机制,我们认为青光眼手术可以分为以下几类:①经典的外引流手术。其中以传统的滤过性手术即小梁切除术为代表,还包括了巩膜咬切术、非穿透小梁切除术和房水引流物植入术。②内引流手术。即促进房水从眼内流出

的效率,包括虹膜手术(周边虹膜切除术、激光虹膜成形术)、房角手术(房角切开术、内路准分子激光小梁切除术、Schlemm 管成形术、内路小梁切开术、小梁网分流装置植入术,以及脉络膜上腔手术(睫状体分离术、脉络膜上腔引流术)。③减少房水分泌手术。睫状体破坏性手术(睫状体冷冻、微波、高频超声及激光睫状体光凝术)。新近又有人根据是否存在术后的"滤过泡"提出了如下的分类方式,即"滤过泡"手术,以传统的小梁切除手术为主;"无滤过泡"手术,包括 Schlemm 管成形术、内路小梁切开术、小梁网分流装置植入、显微金质引流器植入手术等。

现将部分手术分述如下:

(1)周边虹膜切除术:房水从虹膜缺损处进入前房,瞳孔阻滞解除,前后房压力平衡,虹膜变平,房角加宽,房水流入小梁的阻力消失。该手术适应证:闭角型青光眼前驱期、急性发作后全部或大部房角开放,慢性期周边前粘连范围小,仅用缩瞳药可控制眼压,未发作眼。

(2)小梁切除术:滤过性手术常指眼外滤过性手术,房水通过角膜缘滤口流入结膜及 Tenon 囊下间隙,大部分被周围组织吸收,小部分透过结膜与泪膜融合,或被切口周围的血管淋巴管吸收。小梁切除术是具有代表性的防护性滤过术,其手术目的是建立一个永久性的,经过巩膜引流房水至前部结膜下的手术方式,其理想的成功手术应是建立一个永久性的中等度隆起、较弥散、无瘢痕形成的滤过泡。该手术适应证:各种原发性、继发性开角型和闭角型青光眼,混合性

青光眼及先天性青光眼。

我们应该重视小梁切除术基本技能与新技术的学习及应用：①明确青光眼诊断和手术方案的选择是手术成功的前提；②眼球固定呈现由直肌缝线固定法向透明角膜缝线固定法转变的趋势；③眼球筋膜囊组织的修剪与否取决于患者的具体情况；④巩膜瓣的制作应该根据患者的具体情况调整；⑤抗代谢药物和可调整缝线的应用是小梁切除术兴盛的主要因素；⑥虹膜周边切口基底应宽于小梁切除口；⑦术终应用黏弹剂填充或前房注水有利于前房形成；⑧术后观察和处理对于手术成功与否具有重要意义。经过改良后的小梁切除手术可以达到良好的眼压控制效果,其手术的成功率提高到 50%～90%（术后 1～5 年）。虽然新型抗青光眼手术不断应用于临床,但国内青光眼医生在现阶段进一步熟练掌握小梁切除术的基本技能和基本操作步骤,完美掌握小梁切除手术,提高手术疗效,减少术后并发症是必要的,是真正符合"3A"(Accessible,Accountable,Affordable)原则的手术方法。

（3）非穿透小梁切除术：非穿透小梁切除术的手术目的是切除部分巩膜、阻碍房水外流的 Schlemm 管外壁及部分角膜基质、近管小梁及深层的巩膜瓣,由此建立一个巩膜内的空间,使房水在巩膜腔中经不同的流出通道进行引流的过程。该手术适应证：较小梁切除术的适应证更广泛,因其较安全,并发症较少,对原发性开角型青光眼可较早施行手术治疗而避免长期用药所带来的不便及经济负担,还可避免长期抗青光眼药物治疗对结膜细胞的毒害及对小梁细胞的生物化学变异及其所造成的对滤过手术效果的影响。近年来，粘小管切除手术在非穿透小梁切除术中占据了重要地位。非穿透小梁切除术最主要的观念就在于建立一个天然的滤过阻力部位——TDM（trabeculo-Descemet's membrane），允许渐进性、持续性的眼压下降，而其内部的巩膜腔形成了一个房水储存库，避免结膜下滤过泡的形成。粘小管手术在沿袭了传统非穿透小梁切除术深层巩膜瓣切除的同时，对Schlemm管的位置进行辨认，切开其外壁、撕除其内侧壁，并在此基础上自Schlemm管两侧断端注入高黏弹性物质，不但减低了房水流出的阻力还可以扩张Schlemm管，进一步达到促进增强房水滤过率。虽然非穿透小梁切除术在原有的基础上进行了一系列的改良与创新，5年的研究结果显示，其疗效并不优于小梁切除手术，并存在自身的不足。同时，作为传统手术方式的补充，非穿透小梁切除术一定要慎重选择手术的适应证，临床医生也应充分认识到该手术并不适用于所有的青光眼患者。

（4）传统的引流物植入手术：自20世纪60年代Molteno（一种房水引流装置）问世以来，引流物外形设计及材质的创新历经了多个变革，由最初的Molteno、Krupin、Baerveldt发展到最新的Ahmed第三代、第四代引流阀。Ahmed青光眼引流阀是目前引流物中的代表性植入物，其以独特的单向压力敏感控制阀门限制引流装置在眼压8～10毫米汞柱的情况下开放，防止了房水的过度引流，以及随之而来的低眼压、浅前房等术后早期、晚期并发症,提高了手术的成功率。该手术适应证:房水引流物植入术需要特殊的手术技巧,且可能发生严重的术中及术后并发症,故此手术仅适用于对常规滤过性手术效果较差的难治性青光眼,虹膜角膜内皮综合征,多次滤过性手术失败的青光眼,多次小梁切开术后失败的先天性青光眼,视网膜或玻璃体手术后青光眼等。上述大多数患者应首先考虑选择联合应用抗瘢痕化药物的小梁切除术,而以下情况可首选做房水引流物植入术:新生血管性青光眼,角膜缘周围结膜有广泛瘢痕形成的青光眼,广泛虹膜周边前粘连的闭角型青光眼,因为这种前位粘连会妨碍小梁切除口与前房沟通而致手术失败。不过令人振奋的是,目前根据美国的统计结果,Ahmed 青光眼引流物的手术量已经超过了小梁切除手术,接近手术份额的50%。在新近结束的一项大规模的临床试验(TVI study)中为期 1 年的研究结果显示,传统的小梁切除术与引流管植入手术的成功率、眼压控制及安全性方面相当。虽然引流物植入手术组患者的术后用药比例相对于传统的抗青光眼手术稍高,但是已经可以作为一线治疗方案,但在国人的应用仍需要我们自己的长时间、多中心的临床试验研究结果的验证。

(5)显微小梁手术:小梁切开与房角切开的治疗目的就是解除房角解剖结构的异常,使前房与 Schlemm 管形成直接的连通而引流房水、降低眼压。近年来,随着激光技术在眼科的广泛应用,小梁手术也呈现出精细化、微创化的操作

趋势,其中内路激光小梁切开术是近年来兴起术式代表之一。激光头弯成90°、具有灌注和抽吸功能的双极脉冲头可以精准地在房角镜的引导下插入小梁网及 Schlemm 管,通过脉冲激光行 60°~90°的弧形长度切开,使房水经 Schlemm 管流至集液管而降低眼压。但是该操作过程中仍然需要房角镜引导,且房角切开范围也没有统一的指标,并有可能因为导致炎症而引起周边房角前粘连。与其相似的另外一种显微小梁手术被称为内路准分子激光小梁切除术,利用准分子激光直接对小梁网进行消融,形成前房与 Schlemm 管之间的通道。目前,显微小梁手术已经不仅仅局限于先天性青光眼的治疗,其适应证已经逐渐地扩大到开角型青光眼的治疗,成为新型的手术治疗方法的代表作。

（6）超声乳化白内障摘除术（Phaco）与青光眼的治疗:Phaco 在青光眼中的应用可以归纳为在闭角型和开角型青光眼中的治疗,但主要是针对原发性闭角型青光眼患者。对于闭角型青光眼患者单纯行超声乳化白内障吸出术的眼部适应证是房角关闭小于 180°,局部用两种以下的药物可以将眼压控制在正常范围,视力低于 0.4 者。虽然大部分患者可以将眼压控制正常范围,但有一部分病人实施单纯超声乳化白内障吸出联合人工晶状体植入术后眼压在术后 3 个月开始升高,提示单纯行 Phaco 治疗后仍需密切观察眼压变化;对于房角关闭大于 180°,多种药物不能降低眼压,视力低于 0.4 患者,或者居住在偏远山区随访不便者,应实行青光眼白内障联合手术治疗。但是我们应该注意的是,联合手术的难度相对较大，在手术过程中一定要维持前房的深度，采用高真空负压吸引，闭角型青光眼患者也经常会出现晶状体悬韧带的异常、松弛等情况，为手术带来不可预测的并发症。对于大多数开角型青光眼合并明显影响视力的白内障时，大多数患者可以选择联合手术治疗。众多的临床报道显示，在非青光眼患者行单纯的白内障摘除手术可以在1年内降低眼压2毫米汞柱，并维持5年的时间，但单纯的白内障摘除对昼夜眼压的波动并无控制。因此，对于开角型青光眼患者单纯的超声乳化切除术对于眼压的控制意义甚微，需要进行青光眼白内障联合手术治疗，或者白内障摘除联合新型的抗青光眼手术方式，如内路小梁切开术。

（7）睫状体破坏性手术：目前是应用各种方法直接或间接破坏睫状突上皮以减少房水生成。手术效果一般不能预测，有时需要重复，而广泛的睫状体萎缩必然导致眼球生理功能的障碍，甚至发生眼球萎缩，因此这类手术不能作为青光眼首选术式，主要适用于其他抗青光眼术后残余青光眼、晚期青光眼、穿透性角膜移植术后继发性青光眼。新生血管性青光眼除降低眼压外还应进行全视网膜光凝，减少视网膜缺氧以减少新生血管生成因子。

（8）激光治疗青光眼的新进展：选择性激光小梁成形术是近年来激光治疗青光眼的一个重要的发展。以往多提到的激光小梁成形术均是非选择性的小梁成形，而近年来采用氪激光可以达到选择性的破坏有色素的小梁网，不会导致过度的小梁网瘢痕化的发生，可以更好地维持眼压。选择性激

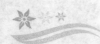

光小梁成形术降低眼压效果可以维持在 5～6 毫米汞柱,因此对于早期阶段的青光眼患者,或者某些眼压不超过 25 毫米汞柱的患者可以使用,其术后一年内有 60%～80% 的患者可以降低眼压 20% 左右。内、外路激光睫状体光凝旨在破坏睫状体的无色素上皮细胞,直接引起房水生成的减少而降低眼压。近年来,内镜下引导的激光睫状体光凝术已经广泛开展并取得了较好的疗效。但是,我们必须注意对于先天性青光眼、眼轴较长的青光眼或晚期青光眼患者极易引起术后并发症,如脉络膜脱离、脉络膜出血甚至于眼球萎缩,因此对于激光睫状体光凝术一定要慎重选择。

(9)新型手术方法及手术技术:虽然传统的小梁切除手术及引流物植入术可以有效地降低眼压,但其术后并发症却始终困扰着青光眼医生。为了扩大生理解剖通路的房水外流,提供足够的降眼压疗效,并同时避免滤过泡的形成,很多新技术如雨后春笋般层出不穷,但是由于缺乏多中心的、与传统手术方式的随机对比性研究,其可靠性仍有待于进一步确证。我们简要概述几种临床上开始应用的新技术。

1)粘小管成形术。将一个环形的、不可吸收缝线置于 Schlemm 管中进行张力的维持,对 Schlemm 管进行 360°的扩张。

2)Ex-Press 微型引流器。将植入装置放置在巩膜瓣下,增强器滤过效果,可以降低结膜下滤过性手术存在的潜在的低眼压等并发症。

3)小梁网微型分流装置 Eyepass 及 iStent。小梁网微型分流装置 Eyepass、iStent 是通过辅助房水流经阻力最大的临管组织及 schlemm 管，增强房水引流而达到降眼压的效果。该手术的优点包括小切口手术，避免了结膜下的滤过泡的形成，较低的并发症发生率，保存较好的结膜的完整性以备不时之需。缺点包括需要显微房角镜的观察、降眼压量的控制、缺乏长期的临床观察。

4）超微青光眼金质分流器。旨在增加葡萄膜巩膜上腔的引流。优点包括相对的无创伤式脉络膜上腔植入、小切口、低并发症，避免了结膜下的滤过泡的形成。缺点包括最优的管腔直径设计、潜在的纤维化可能性及晚期的滤过道关闭，形成纤维性包裹可导致与睫状体分离类似的并发症。

（10）个性化治疗方案的选择：理想的抗青光眼手术应该是降眼压疗效确切、微创、易操作、成本低、并发症少、不需控制术后瘢痕化的手术方法。虽然传统的小梁切除手术被认为是降眼压手术治疗的"金标准"，但也并不是"万能"手术，每位医生在对患者进行"个性化"治疗时，必须根据患者的确切诊断、病情分期、预期目标眼压、年龄、手术史、长期用药史等方面对其进行综合评估，选择不同的手术方式。国外青光眼专家特别对各种手术方式的降压效果及手术风险进行了系统的评估，在各种手术方式中以滤过性手术（小梁切除手术及引流物植入手术）疗效最明确，但风险较高；而药物的治疗危险性最小，但其降眼压疗效有限；介于中间地带的新型抗青光眼手术正努力地将降低手术的风险与增加降眼压的幅度相结合，以期达到最完美的手术境界。因此，没有最好的手术,只有最适合的手术,眼科医生必定要根据患者的需求提供"个体化"或"最佳"的手术方式。

19. 如何正确评价青光眼手术

当病人准备进行青光眼手术时,病人最为关心的问题是青光眼手术对眼睛有什么危险。任何一个手术,成功与否在于两点:

(1)病人眼睛的条件比较好:也就是说眼睛条件好,手术成功率就高。否则,如眼球明显小于正常人、有轻度远视、前房极浅等,有这种情况的青光眼病人,手术后往往容易发生恶性青光眼。

(2)医生的手术技巧要好:手术技巧非常好的医生,不仅手术时间短,而且手术后眼睛没有任何反应,也很少有手术并发症发生。

要想手术成功,上述两点缺一不可。再者,任何手术都是人为的创伤,难免有出血及感染的可能。青光眼手术本身也容易发生一些并发症,如手术后眼压控制不理想、手术后视力下降、促进白内障发展加快、术后前房恢复缓慢、术后发生恶性青光眼、发生脉络膜上腔驱逐性出血等。手术前医生应该将手术中及手术后容易出现的一些问题详细告诉病人,让病人对手术有全面的了解,特别是病情已进入晚期的病人不应抱有过高的期望。但是手术后无论发生什么并发症,有临床经验的青光眼专科医生,均会积极妥善处理,使手术成功。

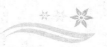

20. 青光眼病人什么时候做手术最合适

青光眼对眼睛视功能的损害是非常严重而不可逆转的，所以能够对青光眼及时治疗显得特别重要。青光眼的治疗包括药物治疗、激光治疗及手术治疗。那么，什么时候做手术最合适呢？一般来讲，当眼压升高到足以引起视功能损害的时候，就应该开始降眼压治疗。当然，在初始治疗时，病人都希望局部滴眼药治疗，这对于早期病人是可以的，但是对于闭角型青光眼病人，在早期房角大部分开放，及早行周边虹膜切除或激光虹膜切开术，可获得良好的效果。有些青光眼不易控制，或经常反复发作，在检查的过程中发现眼底视神经颜色变浅、杯/盘比例变大、视野缺损或眼底照相发现有视神经纤维层缺损等，说明药物已不能控制眼压，这是应该做手术的指征。也有很大一部分病人开始发现青光眼，已经不是早期，甚至已经很晚，应考虑医生的建议，尽快手术治疗。有些病人对手术有顾虑，担心术后会失明，迟迟不肯手术，致使视力进一步下降、视功能进一步损害，拖到极晚期，手术再成功，视功能也已不可挽救。青光眼所造成的任何组织损伤，均是无法恢复的。

21. 青光眼术前需要做什么准备

（1）全身检查：由于青光眼病人多见于老年人，而老年人全身病较多，故于术前应进行详细的身体检查，特别是心血管系统的检查。对于高血压病,应用药物将血压适当地控制后,方可进行手术。对于其他疾病,如慢性气管炎、糖尿病、心脏病等,均需经过治疗,在病情稳定情况下,方可考虑手术。

(2)眼部检查:除一般的常规检查外,手术前还应做仔细的眼部检查,如房角、眼压、视野、眼压描记等。对晶状体的情况亦应做详细检查和记录。

(3)眼部准备:①对淤血型青光眼,应该用药物将眼压充分下降,最好待眼部淤血症状减轻、血管反应基本消失后再进行手术,也就是说,尽量争取在"白"眼球上做手术。而不要在"红"眼球上进行手术。对于一些有炎症的继发性青光眼,除非在不得已的情况下,可待炎症消退后,再进行手术。②对眼压很高的单纯性青光眼,于术前要用降眼压药物使眼压充分下降后再进行手术。对一些高度视野缩窄的病人,最好手术前一周内,每天吸氧 30 分钟,并同时给予维生素 B_1、维生素 B_{12} 等药物以改善视神经营养状态。③术前 48 小时应停用缩瞳药,因为缩瞳药可致毛细血管通透性增加,术后虹膜睫状体炎反应较大,特别是胆碱酯酶抑制药应用时。但对单眼手术的淤血型青光眼,术前或术后应给非手术眼滴以缩瞳药,以防止另一只眼引起青光眼发作。④术前应至少于 3 日前开始应用抗生素滴眼液。

(4)精神准备:医护人员应向病人进行有关青光眼疾病的宣传教育,减少病人的恐惧心理,发挥其对改善病程的主观能动作用,与医务人员密切协作。并于手术前夜及术前

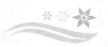

30 分钟分别给予镇静药。

22. 青光眼手术后应注意哪些问题

青光眼病人多紧张,情绪易波动,精神负担重,睡眠不好。手术后应完全放松精神,很好休息和睡眠,必要时口服一些帮助睡眠的药物。千万不可过多地胡思乱想,如害怕眼睛不能恢复,害怕手术后视力丧失等。一般手术后,不必绝对卧床不动,可以自由活动,但应避免咳嗽、打喷嚏、擤鼻涕及大便干燥而使劲的动作。手术后 1 周内,尽量减少探视人员,避免过多说话。手术后不吃较硬的东西,如嗑瓜子等。

(1)术后包扎:一般闭角型青光眼,手术后应该包扎眼睛 1 天,以减少病人的活动量,减少房水过多地排出,以便尽快恢复前房。伤口愈合不好或滤过过强的病人,包扎时间应该延长。在包扎期间,病人不能急躁,情绪不安,一定积极配合医生做任何治疗。

(2)手术后用药:术后 3 日可以常规局部用糖皮质激素、抗生素,减少炎症反应,预防感染,短效散瞳药(如托吡卡胺)活动瞳孔,防止后粘连。滴有激素的眼药水不能超过 2～3周,一般不必应用口服或静脉滴注激素类药物。对侧眼如未做手术,用缩瞳药预防闭角型青光眼的急性发作。对侧未术眼如果病情允许,最好不用醋氮酰胺,术后前房恢复和滤过性手术结膜滤过泡的形成,依赖于房水在眼内的流动和结膜下的弥散。醋氮酰胺抑制房水生成,不利于前方回复和滤过泡形成。

（3）手术后按摩：为了增强滤过泡的功能，应根据眼睛恢复情况，在医生指导下，尽早做眼球按摩，使房水通过角膜缘滤口流入结膜下，防止结膜 Tenon 囊与巩膜粘连、使滤过泡弥散。术后 3 日之内，应由医生按摩，4～7 日以后，必须自己按摩，而且要坚持 2～3 个月。

（4）手术后随诊：手术后必须遵照医生的嘱咐，密切观察眼睛的情况。首先术后应每周测量眼压 1 次，测量 3 次后眼压均正常，可改为每月测量眼压 1 次。每年必须检查视野 1～2 次。有条件者，每年必须做眼底照相，注意眼底视神经纤维层是否有进行性损害。

总之，每一个青光眼病人，必须时刻了解自己的眼压高低，牢记目前所应用眼药的名称，必要时可以学会根据自己的眼压来调节用药。如果记住这些，对青光眼的控制及对病情的恢复是大有好处的，也可以说，可能就不会失明。

23. 青光眼手术后按摩起什么作用

青光眼手术后的正确按摩，是手术成功的一部分。早期按摩可以使粘连的巩膜瓣分开，使房水能够通畅外流，促成功能性滤过泡的形成，以便维持眼内压的长期稳定。病人自己按摩可采用以下两种方法。

（1）双眼睁开，向下看，用两手的食指通过上睑皮肤，交替压迫滤过泡两侧处眼球，使巩膜瓣松解，促进房水滤过。每日按摩 2～4 次，每次 200～300 下。也可根据眼压情况调整按摩次数。

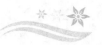

（2）双眼向上看，自己用一个手指通过下睑皮肤，向上压迫眼球，每次加压 5～10 秒，停 5 秒再压迫，反复数次，每次做 3～5 分钟，每日 3～4 次。眼球按摩时必须注意手法，不可在滤过泡处来回蹭，造成结膜伤口渗漏。术后早期最好不由下方向上按摩，以免虹膜从巩膜滤口脱出到结膜下。

24. 青光眼手术后结膜滤泡变薄要治疗吗

青光眼滤过手术是针对药物控制眼压效果不佳的青光眼患者的主要治疗手段。提到滤过泡，我们需要明白滤过手术的基本机制，那就是在角膜缘建立一个开口或瘘口，瘘口允许房水从前房排出，而绕开房水外流通道的病理性阻塞。房水直接或间接地进入结膜下间隙，然后经一条或多条途径转移。大多数成功的青光眼滤过手术以手术部位的结膜隆起为特点，这种隆起被称为滤过泡。临床上通常通过滤过泡的范围、高度和血供情况判断其功能。最常见的眼压控制良好的滤过泡是无血管的，伴有很多上皮微囊，低及弥散的，或边界清楚和隆起的滤过泡。滤过泡的壁过薄，可发生破裂，导致前房消失和眼内炎。已经有研究发现，有大面积无血管区的滤过泡有发生渗漏的高度危险。例如，有报告指出剧烈咳嗽是引起小梁切除术术后滤过泡漏的一个潜在原因。如果青光眼患者在滤过手术后滤过泡变薄是会引起术者担心的，但是目前只能观察，告诉患者不可揉眼，不可抬举重物，尽量避免剧烈咳嗽，预防便秘等。

滤过泡漏似乎多发生于全层巩膜滤过手术或曾使用抗

代谢药物。在一项研究中,用五氟尿嘧啶(5-FU)或丝裂霉素(MMC)的小梁切除术后至少 3 个月内,结膜渗出和点状漏的发生率分别为 11.9% 和 2.0%。用 5-FU 后结膜渗出明显比用 MMC 和合并大无血管区的点状漏多见,缺损通常很小。Seidel 试验对于确定是否存在渗漏十分有帮助。如果漏很小,单独使用房水生成抑制药和随访观察就足够了。在某些病例,戴软性绷带接触镜即可使缺损闭合,可接着戴数周。在一项报告中,滤过泡渗漏可成功地用 17.5 毫米直径的永久性软性接触镜治愈,镜片要和患者角膜曲率相一致。某些渗漏可以用三氯醋酸或组织粘合剂,如氰丙烯酸酯胶,或自体纤维蛋白胶进行封闭。但是用 Simmons 壳加压眼罩或胶原盾可能更有效。用亚甲基蓝对滤过泡表面进行染色后,可用热模式的氩激光或 Nd：YAG 激光束照射有渗漏的滤过泡的表面。但这种方法也可能导致新的滤过泡漏。当前述方法皆失败时,需要进行渗漏滤过泡的手术修复。一项晚期滤过泡漏的病人的回顾性分析指出,和比较保守的处理方法相比,滤过泡修复有更高的成功结果,严重眼内感染也较少。滤过泡修复技术包括切除滤过泡,在缺损的后方制作一个新的结膜瓣或结膜瓣转位来覆盖缺损区。当原位没有足够的剩余结膜来制作结膜瓣时,可以从穹窿部取自体结膜植片覆盖于去上皮的滤过泡上方。各种滤过泡修复手术方式成功率都很高并且术后并发症很少。

25. 青光眼术后发生眼内炎怎么办，如何预防

小梁切除术属于抗青光眼滤过性手术，是目前治疗青光眼的有效方法。术后感染性眼内炎是其最严重并发症之一。若不及时治疗将对患者的视功能造成严重的损害，甚至需摘除眼球。据报道，青光眼滤过性手术后眼内炎发生在术后 3 日至 9 年，平均 19 个月。

临床症状与体征：患者主诉眼红、眼痛、畏光及视力下降。青光眼术后最佳矫正视力为 0.1～1.0。发生眼内炎后视力下降程度不一，急性眼内炎患者就诊时视力为 0.1～0.2，迟发型眼内炎患者就诊时视力较急性眼内炎患者差。眼内炎发生时可能伴发高眼压、前房纤维素性渗出、滤过泡渗漏、前房积脓及 B 超示玻璃体团块状混浊。

（1）小梁切除术后感染性眼内炎发生的危险因素

1）术中抗代谢药物使用与薄壁滤过泡。MMC 等抗代谢药物使滤过泡处结膜和结膜下细胞成分减少，容易造成球结膜的囊样薄化和渗漏，病原菌易通过滤过泡壁导致眼内感染。术中 MMC 放置时间越长，术后发生薄壁滤过泡的概率越高。因此，应严格把握适应证，避免滥用抗代谢药物，使用MMC 后应立即充分冲洗，对于术后出现薄壁滤过泡患者要提高警惕。

2）患者全身情况。眼内炎的发生可能与全身免疫状态有关，如糖尿病、高血压、心脏病等慢性疾病患者为高发人群。

3）其他。文献报道与术后眼内炎发生相关的因素还包括：睑内翻、倒睫、眼外伤、佩戴角膜接触镜、下发滤过泡、滤过泡渗漏、激光断线术、滤过泡分离术、自体血清注射史、滤过术后长期使用抗生素、术后早期低眼压、浅前房等。

（2）治疗方法

1）药物治疗。所有患者均接受全身及眼局部广谱抗生素治疗。多选用头孢他啶及左氧氟沙星二联静脉滴注，妥布霉素加地塞米松球结膜下注射，妥布霉素和氧氟沙星等频繁滴眼，眼压控制不良者结合降眼压滴眼液治疗，病原体检查结果明确后，改用针对性抗生素或抗真菌药物。

2）滤过泡修补手术。叶天才等发现转移结膜瓣加固术是矫正薄壁囊状泡性低眼压、减轻黄斑水肿、修复结膜渗漏或破裂、防止眼内感染的有效手术方法。异体板层巩膜移植滤过泡修补术主要用于存在巩膜瓣或巩膜床溶解的病例。

3）玻璃体切除术。本手术最大的优点在于能清除病变的玻璃体及恢复屈光介质的透明性，除去眼内炎症和细菌的毒性产物，改变致病菌赖以生存繁殖的环境和减少眼内的细菌数目，联合玻璃体腔注药可使抗生素浓度增加。对术前高眼压的患者，术中可同时联合行睫状突光凝术，药物治疗无效，行玻璃体切除联合注药术，效果较好。

（3）预防

1）青光眼术前抗感染措施的分析。对于术后早期的眼内炎，加强抗生素的使用。使用抗生素的主要原因为：①预防性使用抗生素，时间应限制在最小限度，滥用或长期使用

抗生素将导致产生耐药菌。②使用抗生素治疗感染。经过文献检索,采用循证医学方法分析,结果显示在青光眼术后眼内炎的预防性干预措施中,术前使用 2.5%～5.0%聚维酮碘消毒皮肤和结膜囊的循证力度稍强(Ⅱ级)。其他措施,如术后结膜下注射抗生素、剪睫毛、术前盐水冲洗结膜囊、术前局部滴抗生素眼液、术前抗生素眼液冲洗、术中使用肝素等,循证力度均为Ⅲ级。

2)预防性使用抗生素。由于推广预防性使用抗生素可能导致滥用和出现大量耐药菌株,所以术前是否预防性使用抗生素的问题一直存在争议。预防性使用抗生素应局限在一定的适应证范围和时间限度内,建议分析近年来所在医院的院内感染状况。对于曾发生眼内感染的医院,应考虑预防性使用抗生素,但具体用药时限尚不明确。在分析院内感染主要致病菌群的基础上,选择给予抗生素的种类。目前,国内外科系统一般首选头孢拉定,维持有效浓度 3～4 小时。若院内感染以革兰阳性菌群为主,可选克林霉素、头孢拉定或第一代头孢菌素类;对以革兰阴性菌群为主的医院可选氨曲南。应在术前 30 分钟内静脉途径给药,手术时间内应维持有效杀菌浓度。采用此种给药方式是为了避免手术过程中伤口暴露引起的感染。美国疾病预防控制中心指南(1985)对手术伤口使用预防性抗生素的建议:①仅在适用时才预防性给予抗生素。对于各种特定手术中易发生手术伤口感染的最常见致病菌,根据可能的效果和报道的文献来选择药剂。②首次预防性给予抗生素建议采用静脉途径,手术创口切开时间建议选择在血清和组织中达到药物有效杀菌浓度时，手术伤口封闭后应仍能维持2～3小时的药物有效治疗浓度。③外科手术。④妇科手术。⑤万古霉素不能作为常规预防性使用的抗生素。日本眼感染症协会推荐术前预防性选择使用抗菌谱广的、角膜通透性好的抗生素。目前，国内较普遍在玻璃体切除术中的灌注液内加入抗生素以预防眼内炎，但是可能影响视网膜色素上皮的代谢，因此仅限于眼内炎的手术治疗中使用该法。若可能发生院内感染，则建议术前静脉给药，从而有效阻止发生术中的眼内感染。

3）加强眼内炎高危人群的管理。易发生眼内炎的高危人群包括干燥性角结膜炎、睑内翻、睑外翻、睑缘缺损等不能保持角膜湿润状态的患者；神经性皮炎、全身免疫功能障碍性疾病、糖尿病、肾功能障碍、肿瘤和长期使用糖皮质激素的患者，建议给予预防性治疗。如对干燥性眼病患者，术前后可根据病因使用免疫抑制药或加强人工泪膜，严重者甚至行手术栓塞泪小点等；对神经性皮炎患者，手术前后应注意控制症状，教育患者避免揉眼；对全身免疫功能障碍患者，应进行全身治疗，增强抗生素但减少糖皮质激素的使用。

4）术后加强滤过泡护理。发生于术后数月至数年内的眼内感染称为迟发性眼内炎。青光眼滤过手术后可能发生两类与滤过泡相关的迟发性感染，一类为单纯滤过泡感染，另一类为滤过泡相关性眼内炎。所以，维持一个低平弥散、边界清楚和隆起的滤过泡非常重要。滤过泡的壁过薄，可发生破裂，导致前房消失和眼内炎。如果出现这种

情况,要及时就诊。

26. 青光眼术后会加速白内障进展吗

氩激光虹膜切除术后,常在激光作用部位下的晶状体前囊局部混浊是常见的并发症。虽然有报道由于激光术后白内障进展影响患者视力,但大多数由该术引起的晶状体混浊是不进展的。激光术后白内障进展的发生率与手术虹膜切除术后的情况相似,这些手术与白内障发展之间的因果关系尚未完全确立。Nd:YAG 激光虹膜切除术很少引起晶状体的变化,但也有关于造成白内障形成及囊膜损伤的报道。

学者们对于周边虹膜切除术可导致白内障发生率增高的结论并不一致。但若干研究指出,半数发生急性闭角型青光眼的病例会出现不同程度的晶状体混浊,而在接受预防性治疗的患眼中发生率约为 1/3。发生此种并发症的机制尚不清楚,但却呈现出晶状体混浊发生率随年龄增长而增加的趋势。

曾行青光眼手术的患者其白内障的发展速度更快,据报道有将近 1/3 的滤过性手术患者有此情况。这种并发症的机制尚不清楚,但是可能因素包括:①患者年龄。②缩瞳治疗的持续时间。③手术操作。④术后虹膜炎。⑤长期平前房。⑥营养变化。有相关研究表明,小梁切除术增加白内障的危险率是 78%。当青光眼手术没有并发症时,这一危险降低为 47%,而有并发症时危险接近无并发症者的两倍,这些并发症包括炎症和平前房。

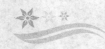

27. 青光眼与白内障可以一同手术吗

随着社会老龄化,青光眼合并白内障的情况逐渐增多,由于眼科先进仪器设备的不断开发及临床应用和手术技术的更新和提高,使得青光眼白内障联合手术可以安全地一次性的控制眼压并提高视力,目前已成为较为广泛接受的一种手术方法。闭角型青光眼合并白内障的患者在联合手术后,前房可明显加深,使虹膜离开小梁网,房角开放,减少房水排出阻力,消除虹膜与晶状体接触而减少瞳孔阻滞,减少了单纯青光眼手术后浅前房、睫状环阻滞的发生率,也减少了单一青光眼手术后晶状体肿胀所致的前房更变浅或术后白内障混浊加重而致视力进一步下降。况且,从病人接受手术治疗的角度考虑,青光眼、白内障联合手术,可以减少病人对多次手术的恐惧心理、紧张情绪及承受多次手术的痛苦。

在临床上,以下情况可以进行青光眼、白内障联合手术:①手术医生必须可以独立完成青光眼手术及独立完成白内障手术,而且可以能够较好地处理手术中可能出现的各种并发症。②药物控制不理想的青光眼,同时伴有视力明显下降的未成熟期白内障。一般矫正视力至 0.2～0.3,或病人有明显的视物不清,并要求做白内障手术者。③做过青光眼手术而眼压仍然控制不良且晶状体已有混浊,而且视力偏低,估计单一做青光眼手术,仍可能促进白内障加重者。④白内障膨胀期继发青光眼的病人,由于瞳孔阻滞及房角关闭同时存在,一般应同时联合手术。

28. 管状视野青光眼可以手术吗

有许多慢性开角型青光眼及部分慢性闭角型青光眼病人，由于症状不明显未能及时诊治，错过早期治疗的机会，以至于在长期高眼压状态下发展至晚期改变，视功能严重受损，视野缩小至中心 5°～10°，呈管状。但由于中心视力仍可保持较好，病人往往对自身的疾病缺乏认识，不能很好地配合治疗，使病变进一步发展，最终导致失明。

在临床，对于这类病人是否可以手术治疗，一直存在争议。部分医生对手术持谨慎态度，特别是对小视野病人，更是慎之又慎。小视野病人，在手术中视力突然丧失的临床报告早已有发表，其原因可能为：①球后麻醉对视神经的毒性作用。②过多的麻醉药对球后组织的压迫，造成血管痉挛。鉴于上述原因，医生在手术麻醉中，应该特别注意麻醉的操作方法，缓慢进针、推药，一般注射麻醉药 5～3 毫升，避免过多的麻醉药注入球后。这样，手术中一般不会出现视力丧失的意外情况。

对于这类晚期病人，我们建议仍应该尽早手术治疗。但由于晚期青光眼视神经纤维供血状态不良、组织脆弱，对眼压改变的易感性较高，手术时应倍加小心。避免眼压明显波动，尽量减少手术并发症的发生。这样，手术后一般可以保持术前原有的视力水平，眼压控制较低者，可以长期维持现有的视功能，不至于过早失明。

29. 青光眼病人术后眼压在正常范围内还需要治疗吗

我们在临床上常看到有些青光眼病人手术后眼压控制在正常范围内就认为青光眼已被治愈,自行停止一切治疗。其实,这种做法是欠妥的。青光眼手术后眼压在正常范围内,这标志着手术是成功的。但手术成功并不表示视功能就不再继续下降。特别是一些老年病人,其视乳头灌注压常低于青年人,视乳头本身就存在灌注不足情况。因此,对于此类术后病人,我们应尽量抓紧在早期使用保护视功能的药物。这是因为早期视功能丧失的病理改变并未达到完全不可逆程度。通过多种药物的联合应用,能使处于低能缺氧、冬眠状态下的细胞纠正其代谢过程,从而增加正常的神经细胞活力,可收到相关效果。若一些青光眼晚期病例视神经已萎缩,再应用这些药物则几乎无什么效果或收效甚微。临床上我们常用的保护视功能的药物有以下几类:

（1）维生素类:如维生素 B_1、维生素 B_{12}、维生素 C、维生素 E 等。

（2）扩血管药物:如地巴唑、复方丹参、复方路丁等。

（3）能量合剂:ATP、辅酶 A、肌苷等。

30. 原发性开角型青光眼需要手术治疗吗

开角型青光眼的初始治疗方法有 3 种选择,即传统的药

物治疗、激光小梁成形术及滤过手术。

（1）药物治疗：是传统初始治疗的首选方法。部分患者仍可首先应用局部滴药，许多新药与新剂型的问世也使药物治疗有了更多的选择与保证。但是，长期用药对开角型青光眼的治疗不利之处应引起足够的重视。

1）滴药不便。长期、烦琐的滴药给患者的工作及生活带来了不便，部分患者因不能按时用药而影响疗效。

2）视野丢失。在长期用药的一些患者中，仍有部分患者视野进行性丢失。其用药时间越长，这种视野损害越严重。

3）小梁损伤。长期应用房水分泌抑制药和缩瞳药，可造成小梁网不可逆的损伤。

4）影响滤过手术的成功率。长期应用抗青光眼药物可导致结膜的慢性炎症，使滤过手术后滤过泡易于瘢痕化及形成包裹性囊样滤过泡而致手术失败。

（2）氩激光小梁成形术：目前已普遍被接受为一种介于药物和滤过手术之间的治疗方法。其优点是降眼压效果可靠，又是非侵入性的，无眼内手术的风险。但使用激光后，随着时间的推移降眼压效果逐渐下降，最终仍需手术治疗。

（3）滤过手术：在病情发展的过程中，几乎全部的开角型青光眼患者最终都需做滤过手术。自 20 世纪 90 年代以来，众多研究表明，用小梁切除术作为开角型青光眼的最初始治疗手段，可获得更稳定有效的眼压控制和较高的手术成功率，手术后很少发生视野进一步损害。目前，手术已进入显微手术时代，而且手术中同时应用抗组织瘢痕药物，使手术成功率明显提高,因此越来越多的医生对早期手术持积极态度。

31. 原发性闭角型青光眼需要手术治疗吗

原发性闭角型青光眼临床前期和前驱期患者应尽快进行激光或手术周边虹膜切除术,防止前房角关闭和急性发作。急性期时应采取紧急综合治疗措施,应用各种药物,如缩瞳药迅速降低眼压,保护视功能,但应防止药物过量而中毒;也可以采用减少房水生成的药物,如 0.5% 马来酸噻吗洛尔滴眼液;还可以采用脱水药,用口服或静脉滴注的方法。除了上述药物手段,还应配有辅助治疗,如对全身症状严重者,可给予止吐、镇静、安眠药物。对患者眼部滴用糖皮质激素,有助于减轻眼充血和虹膜炎症反应。

药物辅助等治疗效果明显,但手术治疗仍是最终根治方法。应尽早手术,根据眼压和前房角关闭范围确定手术方式。如果眼压稳定在 21 毫米汞柱以下,前房角开放范围达 1/2 周以上时,应进行激光或手术周边虹膜切除术。对于慢性期患者同理采用药物治疗和手术治疗,滴用缩瞳药等。而针对绝对期患者,患者已达末期,应以解除痛苦为主,可采用睫状体冷冻或睫状体激光光凝术等降低眼压。

32. 先天性青光眼不手术可以吗

先天性青光眼是由于胎儿时期前房角组织发育异常而

引起的。应该明确指出,先天性青光眼单靠药物治疗不能控制眼压,因而不能防止病情发展,以致很快进入晚期。所以,先天性青光眼的治疗原则是早期手术,因为控制眼压是保护或恢复视力的先决条件。

先天性青光眼的发病原因:在胎儿时期前房角发育异常,房角的小梁网表面有膜样物遮挡使房水排出不畅,眼压升高。药物治疗不能从根本上疏通房角的外流通道。必须尽快手术,切开房角膜样物或做 Schlemm 管切开术,这样才能将房水排出眼外。

一般对于先天性青光眼,应该一经诊断,就立刻手术。有些家长总担心全身麻醉会对生命有影响,或对孩子的智力或发育有影响。其实完全没有担心的必要,手术前只要听从医生的嘱咐,手术中麻醉医生仔细地监护及术后很好的护理,一般手术没有任何危险。所以,术前首先家长必须对先天性青光眼的危害性有一清楚的认识,对手术预后有充分的理解,并尽快予以配合,这样才能做到正确的早期手术治疗。

33. 先天性青光眼的手术方式有哪些

治疗先天性青光眼有各种各样的手术方式。虽然对某些青光眼患者的手术方式的选择已被大家所公认,但对于大多数病例而言,即使在治疗这些患儿的青光眼专家之间,选择理想的手术方式也存在不同的观点。其原因之一是,手术处理是与儿童青光眼这种难治性青光眼手术时所遇到的挑战相关。麻醉本身就极具危险,特别是对新生儿。在做青光

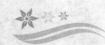

眼手术时,很多因素使婴儿和成人不同:较小的睑裂,巩膜和角膜缘组织硬度小而薄(特别是牛眼),角膜混浊等。手术后,保护手术眼不受意外伤害,监控可能发生的手术并发症和对手术的反应,确保完成药物治疗,和限制活动都是很大的挑战。其手术方式如下。

(1)前房角切开术:该手术的目的是切除阻碍房水外流的组织,开放房水从前房到达 Schlemm 管的通道。成功的房角切开术的确通过改善房水外流易度使眼压下降。治疗3～12 月龄的原发性先天性青光眼,前房角切开术有很高的成功率,而且它还可用于其他原发性发育性或继发性青光眼,但成功率低得多。

1938 年 Barkan 设计的房角切开术至今术式变化不大,适用于角膜透明或通过前房角镜能看清房角结构的患眼。如果角膜水肿,也可用棉棍或刀片除去发雾的角膜上皮。手术在前房角镜和手术显微镜下进行,房角切开刀由颞侧角膜缘进入前房,切开对侧 Schlemm 管所在区域的小梁网,术中前房注射透明质酸钠加深前房深度,便于清晰看到房角结构,通常一次切开 120°范围。如一次不能控制眼压,可换位多次进行。

其机制是打开一个通道,使房水流向 Schlemm 管。它对于房角中胚叶残留疗效较好,对于其他及继发性青光眼效率较差。经一次或多次同样手术,总有效率为 65%～80%。手术并发症有大量或脉络膜驱逐性出血、脉络膜脱离、感染、眼内组织损伤等。

(2)小梁切开术:1960 年首先由 Smith 和 Burian 报道用小梁切开治疗先天性青光眼。术式是在手术显微镜下做 3×3 平方毫米、厚 2/3 的板层巩膜,在显露的巩膜床上用较高的放大倍率(16X～25X)于灰白色移行区后部找到巩膜突的环形纤维,从该处向前做 1.0～1.5 毫米纵行切口,切口的两侧可见 2 个黑点,即为 Schlemm 管的断离口,用 5-0 尼龙线探入证实后,小梁切开刀分别插入两侧,切开小梁网 1/3～1/2 圆周。

小梁切开治疗有效率与房角切开相似,均为该病首选术式。对角膜混浊通过前房角镜看不清房角结构的患眼更为适用。但手术技术要求较高,并且有以下几种情况寻找 Schlemm 管较为困难:①眼球扩张角膜缘边界不清;②疾病晚期,Schlemm 管受压变形或角膜缘组织结构改变;③Schlemm 管先天发育异常或缺损。并发症有前房出血、脉络膜脱离、手术误伤眼内其他组织等。

(3)小梁切除术:1968 年 Cairns 提出的小梁切除术已广泛应用于各种类型青光眼的治疗。但部分学者认为该手术治疗先天性青光眼成功率低,并发症多,除少数情况如房角有瘢痕形成作为首选术式外,多应用在一次或多次房角切开和小梁切开失败的病例。

小梁切除作为首选术式成功率报道在 50% 左右,并发症有玻璃体脱出、眼内炎、浅前房等。但 Burke 等人统计一组病例,包括原发性和继发性青光眼,有效率为 85.7%。他认为该术式成功与否,与其他术式一样,取决于患眼房角异常的部位。Debnath 等人通过一组病例比较小梁切开(有效率 67%)和小梁切除(有效率 54%)后认为:①虽然二者成功率相似,但仍推荐小梁切开作为首选术式,因为小梁切除并发症较多,但在无手术显微镜和没有掌握小梁切开技术的条件下,小梁切除仍是适用的。②提高小梁切除成功率关键在于切除手术部位的 Tenon 囊和板层巩膜分离至透明角膜。Werther 也认为保留手术区 Tenon 囊术后会形成瘢痕,使滤过手术失败。Debnath 采取手术步骤是:在眼球上方以角膜缘为基底做结膜瓣,分离并切除该处 Tenon 囊,做 4 毫米×4 毫米方形厚 1/2 的板层巩膜瓣分离至透明角膜,在暴露的巩膜床上角膜缘处切除 2 毫米×2 毫米狭条,再做虹膜周边切除。

(4)小梁切除联合 β-射线照射:小梁切除失败的原因是巩膜瓣区纤维组织化。虽然 5-氟尿嘧啶结膜下注射可以减少失败率,但也合并有角膜上皮脱落和伤口渗漏等并发症。另外,儿童很难做到频繁地结膜下注射药物。动物实验证明:射线能够抑制成纤维细胞增殖和胶原纤维形成,故能够延长滤过泡存在的时间。Miller 等人采用小梁切除联合 β-射线照射治疗先天性青光眼。β-射线来源于半径 5.5 毫米半球形的锶-90 发射器,在术后麻醉状态下放在手术的结膜上照射,使发射器前缘位于角膜缘,常用量为 750 拉德。经统计分析,术后 6 个月、1 年和 3 年有效率明显高于单独进行小梁切除治疗的病例。

(5)小梁切除联合其他手术:根据先天性青光眼是原发

或继发,患儿就诊时眼部病理体征等,对部分患眼可采取联合手术治疗。

1)小梁切除联合小梁切开。Sampaolesi(1987)对虹膜向前附着小梁网的房角结构异常,加上在 2 岁以前眼轴大于 23 毫米,角膜横径大于 13.5 毫米的病例,采用该联合手术。

2)小梁切除联合睫状体冷凝。Wagner 等(1988)对巩膜表层静脉压升高的病例,如 Sturge-Weber 综合征,采用该联合手术。

3)小梁切除联合前房角分离。我国有作者报道采用该联合手术治疗也取得一定疗效。

(6)睫状体冷凝术:1950 年 Bietti 首先提出通过冷凝睫状体治疗青光眼,以后对这种术式进行了深入的临床和实验研究。Porst(1983)论证该术式作用机制是通过破坏睫状体上皮细胞和减少睫状体血管供应使房水生成减少,眼压下降。实验研究:在 $-15℃$ 时细胞外液浓缩,电解质浓度增高,导致细胞脱水和破裂;$-15℃$ 以下,细胞内液进一步浓缩,引起更大的破坏。Prost(1984)认为二氧化碳冷凝仪的冷凝探头(直径为 2.5 毫米)所放的有效位置是:探头前端距下方角膜缘 1.5 毫米,距鼻侧、颞侧、上方角膜缘 1.0 毫米,冷凝温度为 $-80℃$,持续 60 秒,范围 180° 左右。因个体睫状肌、睫状突、外部巩膜厚度不同,冷冻效果也不相同。该术式治疗成人各种类型青光眼均有一定疗效,但并发症较多,主要有前房积血、脉络膜脱离、慢性低眼压(<8 毫米汞柱)、脉络膜脱离合并裂孔性视网膜脱离、葡萄膜炎、眼球萎缩。

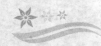

Aminlari(1981)用睫状体冷凝作为首选术式治疗 38 只先天性青光眼,有效率为 18.4%,远低于对照组用房角切开和前房穿刺的治疗。Alfaran 等(1990)回顾性研究经其他手术或药物未能控制的 109 眼进行冷凝治疗,有效率为 30%,并发症有 6% 发生慢性低眼压,6% 发生白内障。他认为冷凝后至少 8 周才能判定效果;可进行一次或多次;范围在 120°以上,但不应超过 270°;适应证是常规药物和手术治疗失败的进行性先天性青光眼,特别是出生时发病、眼压明显增高、角膜混浊、眼球扩大、对侧眼正常或轻微病变的患眼。

(7)Krupin 瓣植入术:Krupin 瓣植入的过程是:①做小梁切除,将带有单向活瓣的管植入前房,不要接触角膜和虹膜;②在上或下直肌下固定一条带有沟的硬化橡胶带;③用一条长塑料管连接两部分。使房水通过离向 Krupin 瓣流向穹窿。该术式用于新生血管性青光眼报道较多,有效率为 65%~70%。Reibaldi(1987)用该术式做 3 例先天性青光眼,2 例短期随访,疗效尚佳,其中 1 例 Krupin 瓣基底有移位,因眼压控制良好未做处理;3 例中另 1 例术后 6 个月因结膜下 Krupin 瓣移位而取出,眼压未能控制。他认为 Krupin 瓣植入只限于传统手术失败不止一次的少数病例,手术本身并不难,问题是瓣的正确位置能否维持一段时间,特别是对年幼病人,因为他们要生活很久时间,又经常触摸自己的眼睛。

34. 怎样判断先天性青光眼手术是否成功

一次或几次抗青光眼手术或其他治疗,并不能确保控制眼压,故治疗后定期随访,监测病情是否被控制是非常重要的。治疗后其监测方法和再手术条件的确定,没有统一的标准。Krieglsein 认为,治疗后早期取决于眼压和视乳头状态,长期观察取决于眼轴。还有学者指出,角膜状态和主观体征均有助于判定抗青光眼手术是否成功。

(1)眼压:手持 Perkin 压平眼压计和气动眼压计测量眼压较为可靠,Schotz 眼压计测量受影响因素较多。麻醉药对眼压有影响,水合氯醛对测量无明显影响。眼压肯定与损伤视神经的各种危险因素有关。多数作者认为眼压控制在 17～20 毫米汞柱即为成功。Pensieno 等(1992)用气动眼压计(测量眼压值＝Perkin 眼压值×0.91＋1.52)测量正常儿童眼,出生时眼压为(9.59±2.3)毫米汞柱,0～1 岁眼压为[10.61±(3)1]毫米汞柱,1～2 岁眼压为(12.58±1.46)毫米汞柱,3～4 岁眼压为(13.73±2.05)毫米汞柱。他认为儿童眼只能耐受较低眼压,治疗 4 岁以前患儿眼压必须降到各年龄组正常范围,才能防止视野丧失和视神经萎缩。

(2)视乳头状态:由于婴幼儿检查视力和视野困难,故动态观察视乳头状态来确定青光眼控制与否及该眼的视功能是常用的方法。杯状凹陷若继续扩大,则显示青光眼未被控制,需再行处理。

（3）角膜状态：眼压被控制，角膜直径将保持原来大小或稍有减小，没有被控制将会继续增大。角膜水肿持续不退，则视为青光眼未被控制；但在部分病例眼压降至正常后几周仍水肿，这可能是因为角膜内皮功能恢复迟缓。

（4）眼轴：A-型超声波测量的眼轴是判断术后眼压被控制与否的有用参数。眼轴与眼压呈正相关，眼轴变化反映一段时间内眼压变化。如果眼轴停止增长，反映眼压恒定；若眼轴继续增长和偏离正常眼压曲线，表示眼压在增高；若两个参数不一致，即眼压认为"正常"，但眼轴在继续增长，需要进一步控制眼压或对部分病例应再手术。

（5）主观体征：畏光、流泪、睑痉挛都与高眼压下的角膜变化有关。眼压控制后，角膜水肿消退，这些主观体征将会消失。

35. 外伤性白内障继发青光眼需要手术治疗吗

外伤性白内障引起眼压升高的原因主要是晶状体膨胀引起瞳孔阻滞，虹膜前移使房角变窄或粘连和晶状体皮质进入前房堵塞房角。其次是由于晶状体脱位的机械性梗阻和晶状体溶解诱发青光眼。此外，房角挫伤、眼内出血和外伤性色素膜炎产生的渗出物质也可引起眼压升高。总之，外伤白内障继发青光眼的病因复杂，往往多种因素同时存在。

受了严重创伤的眼球对眼压升高更敏感，因此对本病应予积极手术治疗，抢救视力。为了避免术中玻璃体脱出危险,提高抗青光眼手术的成功率,除眼球有裂伤口行急诊手术外,一般先予药物控制眼压,再择期手术。由于引起眼压升高的原因复杂,部分病例药物难以控制眼压,故经药物治疗眼压仍不能降至正常者,也应考虑手术治疗。本病手术宜考虑白内障手术联合抗青光眼手术,因为:①白内障和抗青光眼手术不论哪种先进行都会造成第二次手术困难。②在无晶状体眼上施行抗青光眼手术成功率明显降低。③引起眼压升高的原因除了晶状体因素外,可能房角损伤或粘连也影响房水排出。本病常合并房角损伤及色素膜炎,这使手术后纤维组织增生更严重,阻塞滤过口而影响滤过手术成功率。Gressel 报道 5-FU 可改善有失败可能的滤过手术的预后,5-FU 对成纤维细胞有明显的抑制作用,能减少术后成纤维细胞增生和抗青光眼术后的瘢痕形成。

预防:外伤性白内障晶状体完全混浊应予散瞳。闻祥根认为,晶状体皮质混浊局限,囊膜破口小,位于瞳孔区或虹膜后,宜使用缩瞳药以防止混浊扩散及皮质进入前房。对于皮质进入前房引起房水混浊,特别是合并眼球穿通伤的,可考虑角巩缘切口冲洗前房皮质。晶状体脱位,并发白内障应尽早行晶状体摘除术。

36. 继发性青光眼为什么不能用激光小梁成形术

激光小梁成形术的原理还不十分清楚。Wise 和 Witter 认为小梁色素吸收光能后的热效应使小梁胶原纤维皱缩缩短,牵拉两个光斑间的小梁网使之开大,使 Schlemm 管扩张,因而减少房水流经小梁的阻力,达到降压目的。也有人认为激光术后增加了小梁细胞活性及吞噬能力。小梁成形术的适应证:原发开角型青光眼、色素性青光眼、囊膜剥脱综合征、无晶状体青光眼、正常眼压性青光眼及混合性青光眼。

小梁光凝部位位于色素小梁后部与巩膜突前。不同类型青光眼激光小梁成形效果不同,原发开角型青光眼、色素性青光眼、囊膜剥脱综合征降压效果好。而无晶状体青光眼、内眼术后继发性青光眼、炎性青光眼、房角后退、先天性及青年性青光眼降压效果差。所以,继发性青光眼不建议用激光小梁成形术。

37. 激光治疗青光眼后会有什么并发症

近二三十年青光眼手术治疗最重大的进展是激光技术的应用。由于激光具有相干性、方向性、单色性及高强度这些不同于可见光的特点,它能够精确地改变眼内组织,达到降眼压的目的。激光治疗的并发症比较少,大多数并发症都是暂时的。与开刀手术比较,激光治疗要安全得多。常见的并发症有:

(1)一过性的眼压升高。一般升高值可达 20～30 毫米汞柱,24 小时之内可恢复。术后可酌情服用乙酰唑胺,或局部滴用 2‰ 匹罗卡品以控制眼压。

(2)色素膜反应,前房浮游细胞及闪光阳性,一般不引起严重后果,只需局部用激素滴眼便可消失。

(3)暂时性角膜内皮损伤,对视力无影响影响。

(4)偶见前房少许出血,无需特殊处理,一般在 24 小时内自行吸收。

38. 高强度聚焦超声波能治疗青光眼吗

超声波治疗是近年来引进眼科治疗领域内的新技术,它可改善视神经和视网膜的微循环,因此在维护青光眼的视功能,治疗青光眼性视神经萎缩上是有一定效果的。此外,对于促进前房和眼底出血,以及前方内晶状体碎屑的吸收,角膜水肿的消退,都有较好效果。

高强度聚焦超声波对巩膜和睫状体产生热效应,但不影响结膜的完整,也不会对眼球其他部位产生有害的影响。用与人眼巩膜厚度相近的猪眼所进行的实验证实,经波束作用的区域,24 小时后在光学显微镜下呈现 3 种变化:①巩膜结构改变并变薄,睫状上皮被破坏;②结膜下出现泡样空隙,其上方结膜完整;③巩膜与睫状上皮之间的连接变得薄弱。降低眼压的机制包括:巩膜外房水引流增多,局部睫状上皮破坏而减少房水生成,巩膜瘢痕愈合使其与睫状体分离,增加了脉络膜上腔引流,这可能是降低眼压的主要途径。

该治疗方法可能产生以下 3 种并发症。

1)炎症:治疗后可出现数天的眼部充血,但只要局部适当地应用吲哚美辛和地塞米松眼药水,即可很快消除充血并防止葡萄膜炎的发生。

2)巩膜扩张严重者可导致睫状体葡萄肿,需手术治疗;

先天性青光眼或幼儿型青光眼及合并高度近视的青光眼,因巩膜壁薄弱,应尽量避免用该方法治疗,以减少这类并发症的发生。

3)治疗后眼压升高:这是最严重的并发症,一般方法难以奏效,可再次用该方法降低眼压。总而言之,这种方法的并发症发生率低,能有效地治疗顽固性青光眼和小梁切除术失败的青光眼。

39. 视神经有哪些保护治疗方法

视神经直径约 1.5 毫米,长约 45 毫米,像电缆一样联系着眼球和大脑。如果视神经坏了,人就看不见东西了,医学上称为视神经萎缩。青光眼是一种可引起视神经萎缩的眼病。患者眼压长期处在较高水平,超过了视神经所能承受的压力,由此引起的神经萎缩是不可逆的。因此,青光眼患者若出现眼睛胀痛,或伴有头痛、呕吐等不适时,应赶快就诊,早期治疗有一定效果。遗憾的是,相当一部分青光眼患者没有任何征兆,不知不觉中视神经已经坏了,体检时才偶尔发现,为时已晚。

在人体组织中,视神经是不能再生的。青光眼性视神经萎缩的预后差,且治疗手段有限。在完全萎缩前,主要是针对病因控制眼压,并辅助服用维生素、改善血液循环及中药等治疗,可挽救受损但还没有死亡的那部分视神经。如果视神经完全萎缩,患者已经失明,则现在的医学是无能为力的,即青光眼性失明目前是不可逆性的。因此,青光眼患者一旦

发现视力下降、视野缩小等变化,应及时到医院查找病因,科学合理治疗,以期保护残余未受损害的神经细胞,尽可能挽回受损但还未死亡的神经细胞,保持有用的视功能。

最基本也是最重要的视神经保护策略是控制眼压。每个青光眼患者有其个体的目标眼压,即在一定范围的眼压对这个患者是安全的。如果超过此范围,患眼的视觉神经细胞就会受到损害。因此,青光眼患者需要定期到医院检测眼压。若测出眼压偏高,需要用药物、激光或手术等方法来调整眼压,使其保持在安全范围内,以免视神经继续受到损害而萎缩。对大多数青光眼患者而言,常规抗青光眼的药物可以有效降低眼压,从而防止视神经发生进行性的青光眼性视神经病变。但是,由于不能耐受不良反应或在一些病人中缺乏有效性,这些药物往往不能防止进行性的青光眼损害。因此,仍需要继续寻找新的更好的抗青光眼药物。

视神经保护的概念最早出现于 20 世纪 70 年代晚期,这一概念的提出,是由于人们发现缺血性病变周围的神经元容易发生继发性的神经元变性。80 年代的临床和药理实验,证实了药物的干预可以保护脑组织不受缺血的影响。眼科中有关神经保护的研究,最早是研究维生素 C 在降低鼠视网膜光毒性损伤中的作用。进入 90 年代后,视神经保护被引入青光眼研究领域,开辟了使用药物防止视神经受损或者使损伤可逆的新的研究方向。通过这些研究,我们发现了许多新的治疗青光眼的方法。

(1)美金刚:美金刚是 N-甲基-D-天冬氨酸(NMDA)受

体的拮抗药。它在一些国家被用于治疗帕金森病、血管性痴呆和阿尔茨海默病。NMDA 受体是一种离子通道，一旦谷氨酸，co-agonist 和甘氨酸与受体复合物结合，则通道被激活，导致钙离子进入细胞内。在正常生理状态下，NMDA 受体在神经生物活动中有重要的作用，如记忆。但是过多的NMDA 受体被激活，可通过信号级联放大引起兴奋性中毒，导致神经元内钙超载及细胞凋亡（又称程序性细胞死亡）。有研究发现皮下注射谷氨酸可导致内层视网膜的损伤，因此人们认为兴奋性毒性可能与青光眼有关。谷氨酸信号在视网膜内部的异常传导及其在青光眼中的作用目前是一个研究热点。在美国关于这一假说正在进行三期临床实验。

（2）一氧化氮合酶抑制药：一氧化氮是一种高活性、短半衰期、容易通过细胞膜的气态第二信使分子。它在血液循环、免疫反应及神经信号传导方面均有生理及病理作用。一氧化氮的表达受一氧化氮合酶（NOS）的调节。过多的一氧化氮在眼部可能会引起一些问题，如葡萄膜炎和青光眼。在持续 6 个月的高眼压状态后，青光眼鼠模型的视神经出现了苍白、视杯加深、节细胞丢失等青光眼特征性改变。在用氨基胍（NOS 选择性抑制药）治疗 6 个月后，虽然眼压仍处于高水平，但视神经的外观恢复正常并且神经节细胞丢失的数量减少。这一研究首次表明视神经星形（胶质）细胞和小胶质细胞中 NOS 产生的一氧化氮与视神经损伤有关。使得我们开始找寻选择性的 NOS 抑制药作为青光眼视神经保护的方法。

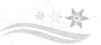

（3）免疫调节：在一般情况下，免疫系统在某些神经性疾病中被认为是有害的，但目前这种看法正逐渐发生转变。有临床证据表明，免疫系统在青光眼的发生上起一定作用。有一项研究结果表明，67名正常眼压青光眼患者中，30％的患者伴有免疫相关疾病，而在对照组中仅有8％。另一项实验性临床研究表明，青光眼患者血清中含有葡萄糖胺聚糖、热休克蛋白和视紫质的自身抗体，使视神经更易受到损害。以鼠为模型的研究已经证明了免疫疗法的有效性。我们下一步可能会将用于动物的保护神经的免疫疫苗应用于临床。

（4）钙通道拮抗药：钙离子拮抗药通过抑制钙离子进入血管平滑肌细胞，而起舒血管的作用，被用来治疗冠心病。基于这一作用机制，这类药物可能通过改善血液灌注来保护视神经乳头，特别是正常眼压性青光眼。它们还有降眼压作用。有研究表明，钙离子拮抗药可以改善正常眼压性青光眼的视野和色觉，但其全身的不良反应可能不支持这类药物作为青光眼的常规用药。

（5）其他药物：糖皮质激素受体普遍存在于所有细胞内，包括小梁网细胞。糖皮质激素在一定百分比的人中倾向于增加眼压，而某些药物可以阻断这一作用。例如，四氢可的松是可的松代谢的产物，可以降低由地塞米松引起的高眼压。米非司酮是一种特异性的糖皮质激素受体拮抗药，可以降低兔的眼内压。螺内酯是一种合成的固醇类醛固酮拮抗药，具有保钾利尿、抗高血压的作用，在两周的治疗结束时，青光眼患者的眼压明显降低。安他唑啉是一种氨茶碱类的抗组胺制剂,局部应用可以减低兔的眼压。血管紧张素转化酶抑制药的局部应用可以降低狗眼压,以及高眼压和开角型青光眼患者的眼压。有机硝酸盐类,如静脉注射硝酸甘油或口服硝酸异山梨酯,可以降低青光眼患者和非青光眼患者的眼压。褪黑素是一种由松果体合成的激素,具有调节生理节奏的特征,可以降低正常人的眼压。去甲金霉素、四环素和其他四环素衍生物可以通过降低房水的产生而降低眼内压。

40. 急性闭角型青光眼发作时怎么处理

有些患者在青光眼急性发作前有过小发作,出现轻度眼痛、视物模糊、虹视、鼻酸等症状,经充分休息和睡眠之后,一切症状自行消退。因此,当青光眼急性发作时,还抱着侥幸心理而不去医院就诊。也有些患者因为在夜间发作,不能及时就医,以致延误了治疗时机而造成不良后果。急性闭角型青光眼急性发作时病情十分凶险,眼压急剧升高对眼组织及视功能破坏性极大,若不及时治疗,1~2日就可造成永久失明。所以,当患者出现突发性剧烈眼痛、头痛、眼红、视物模糊、瞳孔散大时,必须尽早到有眼科诊治条件的医院及时治疗,只有在治疗上分秒必争,积极采取抢救措施,迅速降低眼压并缓解瞳孔阻滞,促使房角重新开放,才能使急性发作的青光眼得到缓解。

急性发作期患者常有便秘或腹泻、轻度发热、寒战、恶心、呕吐、精神萎靡、食欲缺乏等症状与头痛一并出现,这些症状常常掩盖雾视这一主要表现,有些患者以为是急性胃肠道疾病、感冒或脑膜炎而去内科或神经内科就诊，因而影响本病的及时治疗。因此，当突然出现头痛、恶心、呕吐时，要注意眼部有无异常，应想到有患急性青光眼的可能，如果本人已发觉有眼痛、虹视及视力减退等症状，应及时到眼科看急诊。

青光眼急性发作患者到医院又是如何用药治疗的呢？

（1）局部用药：①2%毛果芸香碱滴眼液 10 分钟滴 1 次，滴 2 小时。②球后注射。如果眼痛明显，应该马上应用 4%奴夫卡因球后注射，主要为了镇痛。

（2）全身用药：①口服 50%甘油盐水。按 1.5 克/千克体重，口服后 10 分钟眼压开始下降，有效时间为 3～6 小时。口服后 2 小时尽量少喝水，糖尿病者慎用。②口服乙酰唑胺。首次剂量 500 毫克。此药口服后，有手脚发麻的可能，应该酌情减量。有肾结石的病人禁用此药。③静脉滴注 20%甘露醇。每次 500 毫升，一般 30～45 分钟滴注完毕。注入后 1～2 分钟眼压开始下降，1～2 小时眼压最低。肾功能及心功能不全者必须慎用。此药是治疗青光眼急性发作的有效的高渗药。其可浓缩玻璃体，减少玻璃体内的水分，使晶状体向后移位，有助于缓解瞳孔阻滞，房角开放。

（3）其他辅助治疗：①按摩眼球。在应用以上方法的同时，可以按摩眼球，辅助降压。②安神镇静。对于烦躁不安的病人，应同时应用苯巴比妥或氯丙嗪，使其充分安静休息，以利于眼压的迅速下降。③对于有便秘的病人，必须尽快用药疏通大便，可以用硫酸镁 30 克溶于 60 毫升水中口服，其

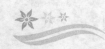

本身也有降眼压作用。

41. 先天性青光眼滴降眼压药物有用吗

尽管手术干预是原发性先天性青光眼和闭角型青光眼（如继发于早产儿视网膜病变）的主要治疗方法，然而对于青少年开角型青光眼和其他继发性青光眼（如葡萄膜炎的青光眼），药物治疗是开始治疗和日常治疗的主要手段。药物治疗对于先天性青光眼病例有重要的辅助作用。手术前，药物治疗可使角膜清亮，以便于进行前房角镜检查；在手术后，药物可帮助控制眼压，直至手术起作用。药物治疗也用于处理疑难的病例，对于这些病例进行手术有威胁生命的危险或不能完全控制青光眼。一般来讲，用于治疗先天性青光眼的药物治疗的基本原则和治疗成人青光眼是相同的。影响先天性青光眼长期药物治疗效果的因素有很多，包括不充分的眼压控制，长期用药的依从性差，药物引起的不良反应，以及延长治疗的潜在全身不良反应等。

目前有很多降低青光眼患者眼压的药物。美国食品和药品管理局（FDA）最初批准所有这些药物的使用，并不需要这些药物在小儿科患者的安全和有效性资料。几个主要药物公司目前正在进行研究的几种新药都在 FDA 的监督下。在这些研究完成以前，大多数常用的青光眼药物要登载警告"小儿科患者的安全性和有效性尚未确立"。更进一步，某些药物，如溴莫尼定，还要有婴儿和儿童有危险全身不良反应的警示。因为眼药水滴的大小没有减少到为儿科患者

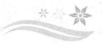

使用,而且儿童的血浆容量比成人的平均值小得多,因此按照成人的推荐剂量给年幼儿童使用,青光眼药物可以达到很高的血液水平。即使把局部青光眼药物用于儿童也必须仔细考虑,尤其是那些非常小的或有特殊情况的儿童,如早产儿,有哮喘或有其他心脏或肺部问题的患儿。

(1)碳酸酐酶抑制药:口服碳酸酐酶抑制药,主要是乙酰唑胺,有效降低先天性青光眼的婴儿和儿童的高眼压已经有数十年,降眼压幅度为20%～35%。与食物或牛奶一起服用,每日3或4次(总剂量为10～20毫克/千克/日),乙酰唑胺的耐受性较好。在治疗期间,父母要特别询问孩子,有无腹泻的发生,有无食欲缺乏,必要时调节药物剂量或停药。在婴儿中已经有服用乙酰唑胺引起代谢性酸中毒的报告,表现为呼吸加快,口服柠檬酸钠和柠檬酸口服液(1毫当量/千克/天),可稍有改善。局部用多佐胺,为许多患者提供代替乙酰唑胺的可行的选择。多佐胺有效性与乙酰唑胺接近,并且全身不良反应大大减少。布林佐胺,第二种局部碳酸酐酶抑制药,能够为儿童很好耐受,使眼压的下降类似于多佐胺。对于儿童青光眼的治疗,碳酸酐酶抑制药是有用的,当β受体阻滞药使用禁忌或效果不足时,它可被分别当作第一线和第二线药物。

(2)缩瞳药:缩瞳药的使用已经大部分被较新的药物所代替。胆碱能激动药,常叫缩瞳药,治疗儿童期青光眼的价值有限。缩瞳药对先天性青光眼患者降低眼压的作用往往很差,也许因为睫状肌对小梁网的异常附着。但是,先天性

青光眼房角切开术或小梁切开术的前后,毛果芸香碱常用于达到或维持缩瞳。作用较强的缩瞳药,如碘化二乙氧磷酰硫胆碱,已经被用于婴儿,特别在无晶状体眼的青光眼,比在成人中使用的眼部刺激轻。用碘化二乙氧磷酰硫胆碱治疗,有时出现腹泻,因此在全身麻醉时和琥珀酰胆碱合用要特别小心。年龄较大的儿童常常出现严重视物模糊,这是因为缩瞳药诱导的近视眼所致,即使用稀释液也会出现视物模糊。如果治疗青光眼有效,当诱导的近视眼趋于稳定时,儿童对缩瞳的耐受较好,这样就可以用眼镜弥补。对于年龄较大儿童,可能要用较高浓度(如 2%～4% 的毛果芸香碱)或长效配方(如毛果芸香碱的 4% 凝胶)。

(3)β 肾上腺素能受体阻滞药:自从 1978 年噻吗洛尔应用于临床以来,局部 β 受体阻滞药一直被用于治疗青光眼。许多研究来检测噻吗洛尔对手术后眼压仍然不能得到很好控制的儿童期青光眼的作用。在异乡 67 名儿童期青光眼患者(100 眼)的研究中,他们在 18 岁前开始滴用噻吗洛尔,其中 30 名患者(40 眼)在超过 2.5 年的随访中,平均眼压下降 21.3%,不需要进一步手术或药物治疗。大多数稳定的病例都是用 0.25% 噻吗洛尔,每日 2 次,有不良反应的病例(10%)都使用 0.5% 噻吗洛尔。只有两名患者因不良反应而停药,一名 10 岁,发生严重哮喘;另一名 17 岁,发生有症状的心动过缓。在这些研究中,报告的全身不良反应的发生率从 0 到 18%。局部噻吗洛尔治疗儿童青光眼发生的最严重的全身不良反应,包括急性哮喘发作、心动过缓和呼

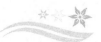

吸暂停(后者发生在新生儿)。检查在滴 0.25％噻吗洛尔的儿童的血浆噻吗洛尔水平远远高于滴 0.5％噻吗洛尔的成人。儿童高的噻吗洛尔血浆水平,可以用儿童药物分布容积小来解释,儿童的分布容积比成人小得多。当噻吗洛尔用于年龄小的儿童时,开始一定要用 0.25％的滴眼液,而且要排除有哮喘和心动过缓病史的儿童。局部 β 受体阻滞药用于新生儿要非常小心,特别注意呼吸暂停的可能性。在给门诊患儿开 β 受体阻滞药的处方前,滴开始剂量后,应该在诊室观察全身不良反应 1～2 小时。当可行时,应该由患儿的父母或保姆在每次滴药后帮助压迫泪小点。尽管 β 受体阻滞药在某些病例为禁忌药,但在青光眼儿童的治疗中仍然有重要作用,而且对许多儿童适合作为第一线用药。

(4)肾上腺能激动药:肾上腺素类化合物已经被用于治疗有青光眼的婴儿和儿童,但是关于合理使用剂量或其预期使眼压下降的程度,已经发表的资料非常少。另外,这些药物的重要性已经被降为第二类,因为它们的潜在全身毒性(如心动过速、高血压),以及它们的眼部不良反应(如刺激、反应性充血、肾上腺素代谢产物沉着),所有这些限制了它的应用。溴莫尼定可被用于降低较大儿童的眼压,但用于年龄小的儿童必须非常小心。它应该避免使用在婴幼儿和很小及体重低的儿童,因为它倾向于引起严重的全身不良反应。局部溴莫尼定已经引起婴儿的心动过缓,低血压,降低体温,张力减低和呼吸暂停,以及在初学走路幼儿的严重嗜睡。除了经过选择的、年龄较大的、对 β 受体阻滞药和碳酸酐酶抑制药不能耐受的儿童之外,溴莫尼定罕见作为儿童的首选的第一线药物。然而,它可以用于需要进一步眼压下降的病例的附加治疗。

(5)前列腺素:对于某些儿童青光眼病例,前列腺素类药物是有用的。到目前为止,发表的文章仅评价拉坦前列腺素,发现它对青少年开角型青光眼非常有效;没有严重全身不良反应的报道。当用其他药物不足以控制眼压的情况下,前列腺素拟似药可能起主要作用。

42. 虹膜睫状体炎为什么不宜手术治疗

前葡萄膜炎是葡萄膜炎中最常见的一种类型,约占其总数的 50% 以上。前葡萄膜炎包括虹膜炎、虹膜睫状体炎和睫状体炎。虹膜发生炎症后常影响睫状体,故临床上单独的虹膜炎或睫状体炎是很少见的,常同时发病。其临床主要表现为眼痛、畏光、流泪、视力减退、角膜后沉着物及房水混浊,若治疗不及时可能发生角膜混浊、虹膜后粘连、瞳孔闭锁、虹膜周边前粘连或房角粘连、虹膜膨隆、眼底病变、白内障、继发性青光眼及眼球萎缩等严重并发症。虹膜睫状体炎病因十分复杂,可由细菌、病毒、真菌和寄生虫等病原体感染,以及自身免疫、风湿性疾病、外伤和肿瘤等多种原因引起。虹膜睫状体炎的治疗只是对于虹膜睫状体炎并发症治疗中,在炎症控制好的情况下必要时行手术治疗,如果在炎症未能很好控制的前提下盲目行手术治疗,术后会出现严重的炎性反应,长时间不消退。

43. 虹膜睫状体炎如何治疗

(1)西医药治疗:虹膜睫状体炎的治疗原则是立即扩瞳以防止虹膜后粘连,迅速抗炎以防止眼组织破坏和并发症的发生。由于前葡萄膜炎绝大多数为非感染因素所致,因此一般不需要抗生素治疗,对高度怀疑或者确诊为病原体感染所致者,则应给予相应抗感染治疗。对于非感染因素所致的葡萄膜炎,由于局部用药在眼前段能够达到有效浓度,所以一般不需要全身用药治疗。

1)睫状肌麻痹剂。是治疗急性前葡萄膜炎的必需药物,一旦发病,立即给药,目的在于防止和拉开虹膜后粘连,避免并发症;解除睫状肌、瞳孔括约肌的痉挛,以减轻充血、水肿和疼痛,促进炎症恢复和减轻患者痛苦。最常用的是硫酸阿托品眼用凝胶。

2)糖皮质激素滴眼液。对于很严重的急性前葡萄膜炎患者,可给予糖皮质激素滴眼液,每15分钟滴眼1次,连续4次后改为每小时1次,连续应用数天后,根据炎症消退情况减少滴眼次数,并应改为缓和的糖皮质激素滴眼液。

3)非甾体消炎药。其主要通过阻断前列腺素、白三烯等花生四烯酸代谢产物而发生抗炎作用。可给予双氯芬酸钠滴眼液等治疗,每日3～8次,一般不需要口服治疗。

4)糖皮质激素眼周和全身治疗。对于出现反应性视乳头水肿和黄斑囊样水肿的患者,可给予地塞米松2.5毫克后Tenon囊下注射。对于不宜后Tenon囊下注射者或双侧急性前葡萄膜炎出现反应性视乳头水肿、黄斑水肿者,可给予泼尼松口服,开始剂量为 30～40 毫克,早晨顿服,使用 1 周后减量,一般治疗时间为 2～4 周。

5)全身免疫抑制药治疗。对于反复发作者或者伴有全身病变者,可考虑给予糖皮质激素联合其他免疫抑制药治疗。

6)并发症的治疗。继发性青光眼,可给予降眼压药物治疗,必要时联合口服或者静脉滴注降眼压药;对于有瞳孔阻滞者应在积极抗炎治疗下,尽早行激光虹膜切开术或者行虹膜周边切除术,如房角粘连广泛者可行滤过性手术。并发白内障,应在炎症得到很好控制的情况下,行白内障摘除术和人工晶状体植入术,术前、术后应局部或全身使用糖皮质激素,必要时联合其他免疫抑制药治疗,以防止术后葡萄膜炎的复发。

(2)中医药治疗:本病中医称为瞳神剩症,辨证治疗效果较好,可采用中西医结合。

1)肝经风热。眼痛、头痛、畏光流泪,抱轮红赤,睫状压痛,角膜后壁沉着物,房水混浊,或口干,舌红苔薄,脉弦数。

治法:疏肝散风清热。

方药:见匐行性角膜炎。患眼赤痛甚,选加生地黄、牡丹皮、丹参、茺蔚子。

2)肝胆火炽。瞳神甚小,珠痛拒按,痛连眉棱,房水混浊,兼口苦咽干,烦躁易怒,舌红苔黄,脉弦数。

治法:清泻肝胆。

方药:见单疱病毒性角膜炎。可加牡丹皮、赤芍等。

3)风湿夹热。眼部症状加头重胸闷,肢节酸痛,舌苔黄腻,脉弦数或濡数。

治法:祛风除湿清热。

方药:防风、蔓荆子、前胡、羌活、白芷、防己、黄连各 10克,黄柏、知母、黄芩、栀子各 12 克,生地黄 15 克,寒水石 45克,生甘草 6 克。

4)虚火上炎。病之后期已成慢性,红赤较轻或不红而时痛,眼内干涩不舒,兼见虚烦不眠,手足心热,舌燥咽干,舌质红,脉细数。

治法:滋阴降火,清肝明目。

方药:知母、黄柏、山茱萸、泽泻、山药、茯苓各 12 克,熟地黄 20 克,牡丹皮 10 克,丹参 20 克,决明子 15 克。

44. 新生血管性青光眼如何治疗

新生血管性青光眼(NVG),是患眼中虹膜表面上存在着新生血管。直到进入 20 世纪,关于新生血管性青光眼的知识才建立在完善的解剖学基础上。1906 年,Coats 描述了视网膜中央静脉阻塞,患眼中虹膜表面上新生血管的组织学发现。1928 年,Salus 描述了糖尿病患眼中虹膜表面上相似的新生血管。20 世纪早期,房角镜检查法引入临床应用以后,Kurz 认为结缔组织的收缩是造成粘连性房角关闭的原因。鉴于这种青光眼的起因是新生血管而不是眼内出血,Weiss 等于 1963 年提出了新生血管性青光眼的名称。

（1）新生血管性青光眼的病因：纤维血管膜收缩牵拉，使房角关闭，引起眼压升高和剧烈疼痛。导致新生血管性青光眼的病因多达 40 余种，不同疾病差不多都是广泛累及眼后节缺氧或局部性的眼前节缺氧，主要有视网膜中央静脉阻塞、糖尿病视网膜病变及其他疾病，各约占 1/3。

视网膜中央静脉阻塞根据有否视网膜缺血分缺血型（占25％）和非缺血型（占 75％）2 种，自然病程中无一例非缺血型发展为新生血管性青光眼，而缺血型中则有 18％～60％发生多在静脉阻塞后 2～3 个月时发生，80％病例在 6 个月内发生。主要通过眼底荧光血管造影来显示有否视网膜毛细血管非灌注区来判断缺血与否，注意非缺血型也能转变为缺血型。糖尿病就是一个危险因素，糖尿病也是视网膜中央静脉阻塞发生的一个危险致病因子。原发性开角型青光眼与视网膜中央静脉阻塞有关，认为是机械性压力作用所致，因此将视网膜中央静脉阻塞视作为原发性开角型青光眼的危险因素。此外，80％发生了静脉阻塞的患眼眼压较对侧眼的要低，认为这是代谢性酸中毒抑制了房水形成所致。

增殖性糖尿病性视网膜病变中约 22％发生新生血管性青光眼，糖尿病中 1 型占 15％且多伴增殖性视网膜病变，2型占 80％且多伴黄斑病变。成人双眼新生血管性青光眼或虹膜新生血管化几乎均为糖尿病视网膜病变所致，但发生视网膜病变与出现虹膜新生血管或青光眼的时间间隔不清楚。白内障手术、玻璃体视网膜手术后更易发生新生血管性青光眼，主要是与原先的糖尿病视网膜病变及视网膜缺氧有关。

其他较多见的伴发新生血管性青光眼的眼部疾病有：视网膜中央动脉阻塞、眼内肿瘤（如恶性黑色素瘤）。视网膜母细胞瘤的虹膜新生血管化可达 $30\%\sim72\%$，玻璃体视网膜手术后的虹膜新生血管化也达 $23\%\sim32\%$。此外，还见于眼内血管性疾病，如 Coats 病、静脉周围炎、镰状血细胞病；其他眼病有慢性葡萄膜炎、早产儿视网膜病变、虹膜异色症、剥脱综合征、巩膜炎、眼内炎、交感性眼炎、视神经纤维瘤病、原发性虹膜萎缩、网状组织细胞肉瘤、转移性癌、眼外伤、Sturge-Weber 综合征合并脉络膜血管瘤，甚至白内障摘除等手术之后。眼外血管性疾病，如颈动脉阻塞病、颈动脉海绵窦瘘、无脉症、巨细胞性动脉炎等，也可是新生血管性青光眼的病因。

（2）新生血管性青光眼的临床表现：新生血管性青光眼的共同表现有眼痛，畏光。眼压可达 60 毫米汞柱以上，中到重度充血，常伴角膜水肿，虹膜新生血管，瞳孔缘色素外翻，房角内有不同程度的周边前粘连。Shield 将自虹膜新生血管形成至发生新生血管性青光眼的临床病理过程分为 3 期，即青光眼前期、开角型青光眼期和闭角型青光眼期。

（3）新生血管性青光眼的治疗

1）全视网膜光凝（PRP）。全视网膜光凝的作用机制尚不明了，由于视网膜缺血是发生新生血管性青光眼的关键因素，全视网膜光凝必然在某种程度上消除了血管生长因子的来源或拮抗了其效应。视网膜缺氧引起视网膜血管慢性扩张，进而引起视网膜新生血管形成。视网膜血管供养内层视网膜,视网膜氧消耗总量的 2/3 却在外层和色素上皮层。光凝可以选择性地破坏高氧耗的外层,使脉络膜的氧成分向视网膜内层扩散从而缓解内层视网膜的缺氧。视网膜血管的自动调节机制表现为在周围环境低氧水平时扩张,高氧水平时收缩。

2)全视网膜冷冻。在指征适于全视网膜光凝治疗时,但因为角膜、晶状体或玻璃体混浊明显影响眼底可见度,可以考虑施行全视网膜冷冻。全视网膜冷冻作为一项主要的治疗措施,比全视网膜光凝造成更明显的炎症和血-视网膜屏障破坏,其潜在性并发症包括牵引性和渗出性视网膜脱离及玻璃体积血。已经失去有用视力的患眼,同时应用全视网膜冷冻和睫状体冷冻,可以同时控制新生血管性青光眼和眼压,但术后炎症和疼痛比较严重。因此,只有在其他治疗失败或不可能进行时,作为最后一项措施,采用冷冻治疗。

3)前房角光凝。房角光凝最早提出于 1977 年,当时正在评估全视网膜光凝在治疗新生血管性青光眼中的作用和有效性。某些情况下,在全视网膜光凝治疗前,先行房角光凝可以提供"一段暂缓期"以延迟迫在眉睫的粘连性房角关闭。然而,此后如果不能进行全视网膜光凝,房角光凝本身不能有效地防止房角粘连关闭的发生,反而时常加重炎症和加快房角新生血管形成的进展。

4)药物。在发生房角粘连关闭以前,开角型青光眼是由于小梁网受到纤维血管膜的阻塞所致。另外,糖尿病视网膜病变或视网膜分支静脉阻塞的患者可能同时存在着开角型青光眼。在房角开放的情况下,常规的抗青光眼药物还可有效地降低眼压。然而,除非予以全视网膜光凝治疗防止房角关闭,药物治疗的效果仅有暂时缓解的作用。在此期间,局部应用 1％阿托品,2 次/日,以缓解眼部充血,糖皮质激素 4 次/日以缓解眼部炎症。

5)手术治疗。常规小梁切除术常常失败,术前全视网膜光凝或者冷凝术使新生血管消退,或者术中、术后应用抗代谢药物可以使手术成功率提高。另外,近年来房水引流装置或者阀门植入术也用于治疗新生血管性青光眼。如上述方法均不奏效,可考虑行睫状体破坏手术,减少房水生成,降低眼压以缓解患者疼痛症状。

综上所述,新生血管性青光眼一旦发生,治疗是不够理想的,应该注重的是预防,在未发生新生血管性青光眼之前多做眼部检查,发现视网膜有新生血管应立即做视网膜光凝,发现虹膜、房角有新生血管,有条件者可光凝房角。最后,近年来玻璃体腔注射抗-VEGF 药物,可单独或者联合手术治疗新生血管性青光眼,能有效减少新生血管的活动性,降低新生血管的渗透性,促进虹膜和房角新生血管消退,有效控制眼压。

45. 晶状体半脱位继发青光眼如何治疗

晶状体半脱位包括自发性和继发性,前者多见于马方综合征,而后者多由于外伤所致,近年来 Argon 激光虹膜成形术也是导致晶状体半脱位的原因之一。其中继发性青光眼是外伤性晶状体半脱位最常见的并发症,预后较差,也难以处理。过熟期白内障和高度近视眼的晶状体半脱位,常造成瞳孔阻滞继发性青光眼,药物治疗效果较差,手术治疗往往由于并发症多而不能作为一线治疗。

自发性晶状体脱位由于晶状体重力的关系,常常多偏向下方或者脱入玻璃体内。外伤性晶状体脱位,晶状体可脱位到前房,嵌顿于瞳孔区,以及晶状体不全或者全脱入玻璃体内。不论晶状体脱入或者嵌顿在瞳孔区,都可能阻塞前后房房水流通,由于后房内房水不断形成,不能流入前房内而导致后房压力高于前房内压力,则晶状体及虹膜被迫前移,引起周边虹膜前粘连甚至阻塞而导致眼压升高,导致继发性青光眼。如果晶状体不全脱位于玻璃体内,一方面是前倾的晶状体压迫虹膜向前发生虹膜周边前粘连,另一方面由于其他原因可能导致房角小梁网炎症,水肿,变性,房角后退,色素大量脱失使房水排出通道机械性阻塞;还有脱位的晶状体对虹膜睫状体的机械刺激引起神经血管反射,影响房水循环,导致继发性青光眼。

如果晶状体脱入前房所致的青光眼,一般药物的治疗多无效,应急诊摘除脱位的晶状体。术前应充分降低眼压以确保手术安全,减少并发症。术前滴毛果芸香碱滴眼液缩小瞳孔,避免晶状体掉入玻璃体内。若晶状体未完全脱入前房,而有脱入玻璃体腔的风险,可以用小针自角膜缘穿刺,扎入晶状体使其固定,然后再选择切口摘除晶状体。对于不全脱位如玻璃体腔的晶状体是否手术意见不一,如果晶状体半脱位,瞳孔区有玻璃体疝时,有人主张长期滴阿托品并口服醋甲唑胺以控制眼压,当非手术治疗无效时再行手术治疗,但首先考虑行周边虹膜切除术,如果诱发葡萄膜炎时再行手术摘除晶状体。

46. 房角后退继发青光眼如何治疗

房角后退继发青光眼发生分为早发型(伤后数天至 2 年内)、晚发型(数年内)和非常晚发型(30 年以上)。一些早期眼压升高的病例,随后会有一个潜在的低眼压期。多数人解释为:①小梁网上可能有增加房水外流的裂口。②有撕裂至脉络膜上腔的睫状体裂口。③轻度睫状体炎。低眼压过后,严重的青光眼发作可能与这些裂隙自发关闭有关。晚期的青光眼与小梁变性、萎缩、纤维硬化及玻璃体膜形成有关。

本病治疗以药物治疗为主。早期病例,即使对于药物暂时不敏感,也不应过早手术治疗,只要密切观察眼底(视乳头的杯/盘比)和视野的变化,绝大多数眼压会自然下降,有时候手术反而加重病情。晚期病例,如果杯/盘比与视野改变持续增大,药物治疗无效时,可以考虑手术治疗。具有小梁网硬化或者玻璃样膜形成的病例,治疗比较困难,应慎重对待。

房角后退引起的继发性青光眼临床表现不一,眼压升高时间不一,眼压可呈间歇性升高,也可迟发型眼压升高,临床上应有足够的时间和耐心来随诊,如果忽视复查和随诊,往往造成视力不可逆性损害。我们建议对于眼球钝挫伤引起的房角后退,特别是撕裂范围超过 180°的应密切观察眼压、视野变化,及时发现青光眼的出现,及时治疗,尽可能早地预防视力和视野的损害。

47. 原发性闭角型青光眼的治疗目的是什么

原发性闭角型青光眼分为急性和慢性两种。两种临床表现颇有不同,但其主要的共同原因是使房角关闭,眼压升高所致。故其治疗的目的是解除瞳孔阻滞及其他导致房角关闭的因素,重新开放房角,降低眼压,预防视功能的进一步损害。

对于还没有发作或仅有小发作的早期闭角型青光眼病例,简单的激光手术或外科性手术可以控制疾病的进展速度,减少急性发作的概率。

闭角型青光眼急性发作时应立即治疗,因为视力能很快丧失。急性闭角型青光眼发作的起始治疗应该用药物治疗:需立即局部应用 β 受体阻滞药,静脉注射或口服碳酸酐酶抑制药和局部应用 α_2 受体选择性肾上腺素能促效药。如果其他药物治疗的反应不佳时,则可应用渗透性药物。然后应用 1%～2%毛果芸香碱 2 次,约间隔 15 分钟 1 次,眼压＞40 毫米汞柱(5.33 千帕)或 50 毫米汞柱(6.67 千帕)时,由于缺氧的瞳孔括约肌之故,所以缩瞳药通常是无效的。

对于闭角型青光眼急性发作后或慢性闭角型青光眼晚期病例,如果前房角关闭的范围过大,只用药物治疗或激光治疗通常不能有效控制患者的眼压。对于这样的病例,目前经典的治疗措施是施行青光眼滤过性手术。这种手术通过在眼球壁上切一个小孔，让眼内的房水流到眼外边来。最常见的滤过手术是小梁切除术。

不同的青光眼患者或者是同一青光眼患者不同病程阶段视神经对于眼压的耐受性是不一样的。所以严格地讲，不论是药物还是手术，降低眼压都是保护视神经不受损害的首选最重要的手段。如果一个青光眼患者的眼压控制在所谓的正常眼压范围，但是视野却在不断恶化，那么现在的眼压对于此患者已经相对来说高了，我们就要给予增加药物或者手术将眼压再降低，直至视野维持不再恶化，努力消除损坏视神经的眼部或全身危险因素。

48. 眼压控制在多少才算安全

对于临床医生来说，患者问的最多的一个问题可能会是"我的眼压控制在多少才算安全呢？"眼压是眼球内容物作用于眼球内壁的压力。正常眼压应该是不引起视神经损害的眼压范围。视神经对于眼压的耐受性有很大的个体差异，正常眼压不能以某一准确的数值来定义。正常人眼压定义在10～21毫米汞柱，平均值在15.8毫米汞柱，但是并不是正态分布。

正常眼压不仅反应在眼压绝对值上，而且还有双眼对称性，昼夜压力相对稳定等特点。正常人一般双眼眼压差不大于5毫米汞柱，昼夜眼压差不大于8毫米汞柱。另外，我们也不能机械性地认为眼压大于21毫米汞柱就是青光眼。有的人临床上观察眼压已经超过统计学正常上限,可是长时间随访,视力、视野无损害,临床上称为高眼压症。还有一部分人眼压测量在统计学正常范围,可是发生了典型的青光眼视神经萎缩和视野改变,临床上称为正常眼压性青光眼。因此看来,高眼压不一定就是青光眼,眼压正常也不一定没有青光眼。还有一些抗青光眼术后的患者,眼压测量虽然在统计学正常范围,但是随访中视神经和视野仍然在进一步受损害,故应该增加药物或者采取其他方法使眼压进一步降低,以避免视神经和视野的进一步损害。

49. 高眼压症需要治疗吗

高眼压症是针对原发性开角型青光眼的诊治过程中,经过数十年的临床实践经验逐步深入认识到的一种特殊现象。人们在临床工作中也不断证实了绝大多数明确诊断的青光眼患者都具有眼压升高的共同特征。高眼压症虽然发展缓慢,且较少引起视乳头和视野损害,但毕竟具有与开角型青光眼共同的重要病理因素,即眼压升高。仅仅出现眼压的升高(眼压超过 21 毫米汞柱),视乳头及视野均无损害。高眼压的发展表现为缓慢而比较良性的过程。通过长期观察,绝大多数高眼压者眼压稳定,甚至还有下降的趋势,这与开角型青光眼的缓慢进行性加重形成鲜明对比,视乳头出血被认为是向开角型青光眼过渡的征兆,大多位于视乳头的上下极,下极更为多见,应对高眼压者进行密切随访和观察。

（1）随访中应该做的检查

1）视乳头杯盘比值。是长期以来是临床上描述青光眼性视神经病变的最常用指标。正常眼底视乳头杯盘比值（C/D值）大多不超过0.4，如果达0.6以上或两眼的C/D差值超过0.2，应引起重视。定期随访发现，视乳头凹陷进行性加深扩大，则更有青光眼的诊断意义。

2）视野检查。传统的视野检查，如Goldmann视野仪弧形视野计等是属于动态视野的定性检查，其已难以用作早期青光眼的诊断。针对早期青光眼的视野检查主要是阈值定量检测的静态视野，即测出视野中每点的实际敏感度，可以监测到微小的变化并做出统计学概率判断。

（2）高眼压症的治疗。高眼压症的处理最重要的是密切随访，主要是监测眼压、眼底视乳头形态和视野的变化。如果眼压一直处于较高水平（如≥25毫米汞柱），或眼压在继续升高，应每6个月检测1次眼底的视乳头形态（最好是有定量分析）和阈值视野。如果伴有高危因素或随访过程中出现了明显的不利因素可酌情给予药物治疗。但一般不主张激光或手术治疗，因为后二者带来的眼部损害将是不可逆转的。如果给予药物治疗，还要权衡利弊选择适宜的降眼压药物，并尽可能地将眼压降到正常统计学范围以内，或将基础眼压降低30％最为理想。

（3）高眼压症的预防

1）心理调整。患者情绪波动、劳累、长时间暗环境工作时，交感神经兴奋，均可使瞳孔开大肌收缩，导致瞳孔扩大，巩膜向周边堆积,使房角关闭、房水排出障碍、眼压升高,诱发青光眼发作。让患者了解青光眼急性发作与上述因素有关,从而保持精神愉快,生活有规律,避免情绪波动。

2)饮食合理。禁止吸烟、饮酒、喝浓茶、咖啡及吃辛辣等刺激性食物,同时适当控制饮水量,1次不宜超过300毫升,以免短时间内大量水分吸收入血,使房水随之增加,引起眼压升高;多吃蔬菜,宜食蜂蜜。蜂蜜不但可以降眼压,而且可以通便,避免眼内房水分泌增加而引起眼压增高。

3)生活规律。合理安排日常生活,自我放松,保持精神愉快;不宜在暗室或黑暗环境中停留过久,因为在黑暗的情况下,瞳孔扩大,虹膜周边阻塞已狭窄的房角,房水排出受阻,眼压升高;看电视时应有室内照明,避免瞳孔扩大;不宜长时间低头、弯腰看书写字;腰带、内衣、领口和乳罩不宜过紧,防止颈内动脉压增高,而使眼压升高;睡眠时枕头适当垫高。

4)按时复查。

四、中医对青光眼治疗答疑解惑

1. 中医对青光眼是如何认识的

中医对青光眼的认识源远流长，据考证要比西欧早 700 多年。南北朝时期眼科专著《龙树菩萨眼论》中已有绿风、黑风等类似青光眼的病名。公元 752 年出版的医书《外台秘要》中写道："其疾之源乃眼孔不通。"明代《证治准绳》对青光眼统称五风内障，并分门别类详细论述，这在全凭肉眼观察的古代是十分了不起的。直至现在，中医眼科仍沿用五风内障称呼青光眼，其中青风内障和绿风内障分别类似原发性开角型青光眼和急性闭角型青光眼，黄风内障相当于绝对期青光眼。对于青光眼大发作时的雷头风，小发作时出现的虹视，以及青光眼合并白内障的银风内障等，明、清两代医书中都有形象生动的描述。说明中医学自古对青光眼已有了初步认识。

2. 中医是怎样进行眼病辨证的

中医理论体系的基本特点是整体观念和辨证论治。古代医家在长期的医疗实践中，又创造了既和全身息息相关，又有别于全身的独立理论体系——眼科五轮八廓学说，借以说明眼的生理、病理与脏腑经络的关系。就拿五轮学说举例，五轮分为肉轮、血轮、气轮、水轮、风轮。其中肉轮位于眼睑（即上下眼皮）、分属脾胃，肉轮病变与脾胃有关，脾的生理作用之一是主四肢肌肉，当脾胃受伤，脾气虚弱时可出现眼皮松垂，四肢乏力，治疗要益气健脾方为对症。其他各轮也各有所属。知道了这些基本概念，就容易理解中医治疗眼病的特点了。轮脏关系就是眼和全身的关系，生气暴怒后青光眼发作，是因为肝主气，肝气郁滞，气郁化火，炼液成痰，就可以造成房水淤积不流，眼压升高。但青光眼急性发作时还会有恶心、呕吐等脾胃不调的全身症状，治疗时除用疏肝理气，清热化痰的方药外，还要兼顾降逆止呕，调理胃肠道的中药。由此可知，中医治疗青光眼，和治疗其他眼病一样，既要详查五轮，还应注意从全身出发，四诊合参，将局部辨证与全身辨证灵活运用结合，才能正确治疗。

中医学认为，青光眼是由于情志过伤，肝胆火旺，肝肾阴虚阳亢，肝胃虚寒等引起脉络失通，神水（即房水）瘀滞所致，和情绪激动、过度疲劳、脾胃受寒等诱因有关，也可以由先天因素和其他眼病后造成。根据病情轻重、症状不同及病程早晚等，可分肝胆火炽，肝郁气滞，阴虚阳亢、肝肾亏虚等不同证型，予以辨证论治，如清肝泻火，疏肝理气，滋阴平肝及补益肝肾等。中医是从宏观的角度根据身体情况进行全面调整，它更注重于辨证的对象是患有某种眼病的个体的具体全身和眼部情况，所以，得了青光眼伴有食欲差、恶心、头痛、便秘，或眼部有炎症、出血等多种病症时，可以抓住主要治则，兼顾综合治疗。这是中医治疗青光眼的优势所在。但由于中医中药不能从根本上解决和消除前房角阻塞问题，单靠中药不能明显降低眼压。因此，在用中药调理辅助治疗时，不应忘记局部或（和）全身降眼压药物的正常应用。眼压明显高时，切忌单独用中药治疗。闭角型青光眼和开角型青光眼药物难以控制时，应优先考虑激光或手术治疗。

3. 中医如何治疗青光眼

中医治疗青光眼主要是以内调外治为主：

（1）中医内调方法讲究辨证治疗：通过中药治疗，可显著减轻临床症状，部分病人可得救治。总的看来，中医学认为五风内障属严重眼疾，预后不佳。内调会使用到一些中药，如"清火明目汤"是专为青光眼等眼压相对或绝对性升高、视力下降、眼胀、眼痛，以及由眼部疾病引起的头痛、恶心等症而设的专用方，对各种原因引起的眼压相对或绝对性升高、视力下降、眼胀、眼痛等症有良好的临床疗效。

（2）中医治疗青光眼外治法：以外用药治疗为主。还有针灸方法治疗青光眼，尤其是急性发作时，有显著止痛效果。同时也可能有一定程度的降眼压作用，并与其他治疗法有协同作用，而中晚期青光眼，通过针灸法可提高视功能。因此，针灸法可作为青光眼综合征的治疗方法之一。值得注意的是，急性青光患者可能会在48小时之内失明。因此，我们有必要去了解一些青光眼的知识，尽量做到预防青光眼，当青光眼突然出现的时候,我们也应该懂得如何去应对。

4. 针灸对青光眼有好处吗

　　针灸治疗青光眼等多种眼病,主要源于《内经》的理论,即"十二经脉、三百六十五络,其血气皆上于面而走空窍,其精阳气上走于目而为睛"。近代研究,针刺眼区穴攒竹、睛明、四白、阳白及足厥阴肝经起始穴大敦、行间、三阴交等,各有不同的降眼压作用。耳针取穴肝、肾、神门、眼、目、屏间等穴,可降低眼压。并且青光眼急性发作时,针刺眼区及其他穴位,有显著的止痛效果,尤其在缺医少药的地区,针刺对缓解病情很有好处,也有若干程度降眼压作用,从而可为药物或手术治疗创造有利条件。但针灸时一定要注意无菌操作,更要小心避免扎伤眼球或刺破眼区血管。

　　简单了解一下针刺机制:我们以动物皮质视区诱发电位为指标,探讨了针刺对大脑皮质兴奋性的影响,观察到针刺可明显改变大脑皮质兴奋性,针刺的作用能被网状结构抑制药所阻断,从而提示针刺是通过中脑网状结构来影响视皮质功能的。有研究发现针刺可以使微循环的调节发生改变,表现在毛细血管通透性增加,紧张度降低,血流量增加。这种变化除神经系统参与外,还与体液中的许多活性物质有关。有学者观察高眼压对视网膜组织结构的影响及针刺的调整作用,表明针刺后视网膜细胞水肿明显缓解,视细胞排列趋正常,视网膜超微结构得到调整和恢复。其机制可能与改善微循环,调整视细胞功能有关。针刺对青光眼患者具有明显

的降眼压作的调节作用,同时使房水排出,系统平滑肌紧张性下降,有利于房水的正常循环。家兔实验研究中发现针刺可以明显降低眼压,提高视网膜 SDH 酶、ATP 酶的活性,从而促进视网膜组织结构、超微结构的调整和修复。针刺还可减少视网膜的自由基损伤和溶解性改变,并有促进视神经递质增加、增强视觉信息传递、保护视功能的作用。

总而言之,针灸疗法在治疗原发性青光眼方面取得了喜人的成绩,尤其是诸多报道表明有良好的即时降眼压效果,并可显著改善患者的临床症状。青光眼患者多出现眼痛、头胀,主要是由于眼部气血壅滞所致,因而针刺治疗以疏通气血、宣泄壅滞、清利头目为目的。针对青光眼"肝经阴阳失调,气郁化火,气血失和,经脉不利,目中玄府闭塞,气滞血瘀,神水瘀积"的病机立论,目前治疗又多以清泄肝火、平肝息风、理气通络、活血利水为主。总的治疗特点是取穴不一,手法多样化,疗效明确,为青光眼的综合防治做出了应有的贡献。但是针灸治疗也有很多不足之处,大多数临床报道取穴比较混乱,治疗手法各异,诊疗标准不统一,给临床疗效的评价及最佳治法和穴位的筛选带来一定的困难;对于针灸治疗青光眼的机制尚处于初步探讨阶段,文献报道较少,缺乏系统研究,其机制尚不甚明了。从以上可以看出,目前原发性青光眼的针灸疗法的研究非常有限,研究深度还远远不够。故在今后的研究中严密地设计科研方案,设立西药对照组,制定统一规范的疗效标准,加强对青光眼视乳头微循环和视功能损害的研究,同时进一步探讨针灸治疗原发性青光

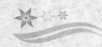
眼的机制是十分必要的。

5. 什么是养精明目保健法

中医学认为,眼与全身脏腑和经络的联系密切,古代医学家根据临床实践,总结了许多简便而有效的养睛明目的方法,现介绍如下几种眼保健法。

熨目法:黎明起床,先将双手互相摩擦,待手搓热后一手掌熨贴双眼,反复 3 次以后,再以食、中指轻轻按压眼球,或按压眼球四周。

运目法:两脚分开与肩宽,挺胸站立,头梢仰。瞪大双眼,尽量使眼球不停转动(头不动),先从右向左转 10 次,从左向右转 10 次。然后停,放松肌肉,再重复上述运动,如此 3 遍。此法于早晨在花园内进行最好,能起到醒脑明目之功效。

低头法:身体取下蹲姿势,用双手分别攀住两脚 5 趾,并稍微用力地往上扳,用力时尽量朝下低头,这样便有助于使五脏六腑的精气上升至头部,从而起到营养耳目之作用。

吐气法:腰背挺直坐位,以鼻子徐徐吸气,待气吸到最大限度时,用右手捏住鼻孔,紧闭双眼,再用口慢慢地吐气。

折指法:每天坚持早晚各做 1 遍,小指向内折弯,再向后扳的屈伸运动。每遍进行 30～50 次,并在小指外侧的基部用拇指和食指揉捏 50～100 次。此法坐、立、卧皆可做,坚持经常做,不仅能养脑明目,对有白内障和其他眼病者也有一定疗效。

以上诸法可以单独做，也可任选1、2种合做，贵在持之有恒，日久定见成效。

6. 哪些中药有降低眼压的作用

无论是高眼压性青光眼或是低眼压性青光眼、正常眼压性青光眼，若超过其靶眼压水平，均能发生青光眼性视神经损害，危害其视力。损害的成因不完全相同，主要因素有机械因素（高眼压），血管因素（缺血、血流速度减慢、灌注压低）及细胞外间质紊乱等。而中药可通过改变或改善上述因素，达到控制靶眼压目的。

到目前为止，我们比较明确的有以下几种中药有降低眼压、营养神经的作用。

（1）葛根：葛根是中药辛凉解表药之一，具有降血脂血压、扩张血管、抗氧化、改善微循环、抑制神经细胞凋零等作用。实验证明，从葛根中提取的葛根素具有明显的β受体阻滞作用，还能有效的改善高眼压兔眼筛板区的微循环状况。

（2）丹参：丹参是临床上最常用的活血药物，研究证明，它具有清除自由基和抗氧化的作用。

（3）川芎嗪：川芎嗪目前被广泛地应用于心脑血管疾病的治疗，在眼科中也应用广泛，它能活血化瘀、改善血液循环、解除血管平滑肌痉挛，配成眼药水无不良反应，配合其他药物在晚期青光眼手术后使用，能有效的改善视野、提高视力。

（4）灯盏细辛：灯盏细辛在青光眼手术中，可以作为视神经保护药来应用,它能保护视功能、改善微循环、降低眼动脉阻力指数,眼压得到控制后,它可以提高视网膜的光敏感,恢复部分视野缺损。

实验研究提示:在单味中药中,半夏、茯苓、当归、车前子、牛蒡子、女贞子、青葙子、玄明粉、苦参等都有程度不同的降眼压作用。而中药有效成分的提取物,如从槟榔中提取的槟榔碱,从丁公藤提取的丁公藤碱和丁公藤总提取物,从葛根中提取的葛根素,配制成眼药水后有更强的降眼压作用。丁公藤提取物的缩瞳作用还强于毛果芸香碱。有的已用于临床治疗青光眼。在中药成方中,据报告茯苓合剂(茯苓、当归、半夏),四子合剂(牛蒡子、车前子、女贞子、青葙子),五苓散(茯苓、猪苓、白术、泽泻、桂枝)等有较好的降眼压作用。传说中药成方如龙胆泻肝汤、平肝熄风汤、滋阴地黄汤、丹栀逍遥散及清震汤等,主要通过辨证论治选用于辅助治疗青光眼。

以上所列中药或成方,大多数还缺乏长期系统的对照观察和临床验证。患者不可自作主张拿过来盲目使用。若有必要,务必在医生指导下择优选用,并密切注意在用药情况下的眼压和视功能变化,通常还应合用其他抗青光眼药物。

7. 青光眼术后如何用中药调理

青光眼手术后部分患者可出现眼部并发症和全身症状,此时用中药调理有积极意义。如咳嗽、大便干燥、睡眠差等均可能影响伤口愈合或引起前房出血,若能在方药中加入贝母、白前化痰止咳,柏子仁、火麻仁润肠通便,酸枣仁、首乌藤养心安神,对避免术后并发症、早日康复是有利的。又如,已有前房出血,可用中药凉血止血化瘀方剂,或单用云南白药或三七粉冲服。前房变浅和脉络膜渗漏脱离有关,可用淡渗利湿为主的五苓散加味治疗。中医辨证选方,随症加减用药的灵活治疗措施,为青光眼术后的调护提供了更多的途径。

五、青光眼的日常护理及保健

1. 直接影响眼压改变的因素有哪些

眼压就是眼球内部的压力,简称为眼压。它是眼内容物对眼球壁施加的均衡压力。

但对眼压有很大影响的是房水。房水是由睫状体中睫状突产生的,然后进入后房,并经瞳孔流入前房,再经前房角通过一些管道排出到眼球外。在一般情况下,房水的产生和排泄是保持着一种动态平衡,即在一定时间内,产生的房水和排出的房水的量是相等的。如果房水的排出通道受阻碍,或因某种原因房水产生的量增加,都可导致房水的蓄积,使眼压升高。若房水产生的量过少,房水的蓄积达不到一定量,眼压就会过低。

(1)遗传:多因子多因素遗传,视乳头的杯盘比(C/D)大的人中,眼压高;原发性开角型青光眼的亲属中,眼压也较高。

(2)年龄:儿童眼压较低,成人在 20～40 岁,眼压呈正态分布。眼压随年龄的增长变化,有不同的报道。

(3)性别:20～40 岁,男女眼压相等。老年女性中,眼压随年龄升高更明显一些。

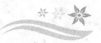

(4)屈光不正:眼压与眼轴长、近视度数呈正相关。近视眼中,原发性开角型青光眼的发病率高一些。

(5)种族:对眼压分布有一定影响。

(6)怀孕:孕期眼压会有一定程度的影响,心血管节律,月经周期,月经前及月经期间眼压增高。

(7)体位:站位或者坐位改为卧位时眼压会升高,反之眼压降低。眼压改变的幅度为2～3毫米汞柱。若是采取倒立姿势,眼压可能升高10多毫米汞柱。青光眼患者眼压受到体位变化影响更大一些。

(8)呼吸:吸气时眼压低,呼气时眼压高。一呼一吸眼压改变为2～5毫米汞柱。

(9)昼夜变化:一般比较多见的情况为晨起眼压高,晚间眼压低,但是由于个体差异,会有相反的或者其他情况。眼压昼夜差正常人为3～6毫米汞柱,青光眼患者眼压昼夜差明显增高。

(10)眼球受压:瞬目,闭眼,眼球后受压(出血、积液、肿瘤生长)及眼球内肿瘤生长的情况也会使眼压升高。眼科手术时局部麻醉,也会使眼压降低。

(11)短时间内喝下大量液体(500毫升以上),会使眼压升高。

(12)运动:运动的性质决定了眼压的升高或者降低。长期运动,如长跑,骑车,眼压会下降(正常人为24%左右,青光眼患者为30%左右)。短期有氧运动,正常人平均下降5.9毫米汞柱,持续30分钟。持续4个月的运动可降低基线眼压,但是对于短期运动的眼压反应逐渐减弱。作用机制:增加血浆渗透压,产生代谢性酸中毒。过度剧烈运动,电休克时,可以使眼压增高,作用机制可能为上巩膜静脉压升高或眼轮匝肌张力增加。

2. 糖尿病与青光眼有关系吗

糖尿病作为一种易致残致死的慢性疾病,正在我国快速流行。糖尿病患者失明的发生率是一般人群的 25 倍,作为糖尿病眼病之一的青光眼,被世界卫生组织(WHO)列为成人致盲仅次于白内障的主要原因,而且失明是不可逆的。

原发性青光眼分为原发性闭角型青光眼(PACG)和原发性开角型青光眼(POAG)两种类型。亚洲是 PACG 的高发地区;相关的视力损害,PACG 明显高于 POAG,PACG致盲率可达 20%。国内有研究 PACG 占住院 2 型糖尿病并原发性青光眼患者的 78.7%,失明的 33 例患者中 PACG 占87.98%,显然 PACG 也是 2 型糖尿病并发原发性青光眼的主要类型。研究认为,糖尿病是原发性青光眼发生发展的高危因素,确切机制仍未明了。糖尿病可能增加视神经纤维对眼压的易感性,眼内微小血管病变则加剧视野缺损。2 型糖尿病并发原发性青光眼组较原发性青光眼无糖尿病组致盲率更高。2 型糖尿病患者并原发性青光眼起病可能更隐蔽。报道巴西南部原发性青光眼发病率 3.45%,但其中未诊断者高达 90%,显然对于 2 型糖尿病患者常规检测眼内压,才能早期发现和有效干预。

国外 POAG 的患者更多,从流行病学角度看,糖尿病患者中 POAG 的发病率比正常人高 3 倍,而 POAG 的患者中有 6%～13%的人有糖尿病,22%的人糖耐量曲线不正常。

糖尿病患者病程延长,全身的微血管系统潜进性损害,眼内的微循环也不例外,从而会发生糖尿病视网膜病变。糖尿病视网膜病变是眼内的一种渗漏性、阻塞性、增生性微血管病变,随着病情的加重,视网膜会缺血缺氧而产生新生血管,如果新生血管长入到前房角就阻塞了前房角,房水外流通道受阻,打比方就像我们的下水道阻塞了,继而会发生新生血管性青光眼。新生血管性青光眼是一种难治性青光眼,无论药物还是手术效果都不会很理想。

所以,糖尿病患者要定期检查眼部情况,特别是糖尿病病程长及眼内压高的患者,一定要详查,除外青光眼的可能性。如果确诊为青光眼,不论哪种类型,一定早期用药,定期复查眼压,必要时行手术治疗。

3. 甲状腺功能亢进与青光眼有关系吗

由于生活节奏和饮食结构的变化,甲状腺功能亢进(甲亢)的患病率近年来有上升的趋势,甲状腺相关眼病(TAO)的患病率亦随之增加。TAO 患者中有些合并有眼压升高,一些学者注意到 TAO 患者眼球在初始的水平位置眼压已经升高。一些学者把眼压升高归入了 TAO 眼征的范畴,发生率约为 30%。

TAO 眼压升高的有关因素及机制:TAO 发生眼压升高

的因素比较复杂，眼压升高与 TAO 的眼肌及眶内结缔组织肥大水肿所致的眶压增高、TAO 病变的严重程度及甲状腺功能状态有一定关系；国外 Gamblin 等发现所有的长期 TAO 的患者眼压均有所增加。其发生机制不很清楚，可能与以下因素有关：①眼肌肥大、水肿对眼球壁的压迫。一方面严重的眼肌病变可直接压迫眼球壁；另一方面发生限制眼肌病变时，当眼球向眼肌运动受限的对侧转动时可加重其对眼球壁的压迫。有学者认为，当 TAO 患者眼球向下或者向上凝视时，眼压上升 4 毫米汞柱则提示存在限制性眼肌病变。②眼肌及眼眶内结缔组织的肥大、水肿致眶压增加。眶压增加到一定的程度可导致上巩膜静脉压升高，使房水流出阻力增加致眼压升高。此时，通过积极阻力 TAO 眶压下降后眼压可降至正常。如眶压得不到控制，长期持续的上巩膜静脉压升高将导致继发性小梁网损害。③TAO 患者小梁网组织中是否存在糖胺多糖的堆积而参与眼压升高的病理过程有待研究。④TAO 患者眼压升高是否并存有原发性青光眼的风险因素有待于临床进一步观察。因此，TAO 患者最好在眼部情况允许时定期行眼压、眼底、视野等检查，以免延误病情。

4. 高血压与青光眼有关系吗

青光眼是一种多致病因素的疾病，那么血压和青光眼有关系吗？眼压是青光眼发生和发展的主要危险因素，眼压和血压有关，血压的高低关系到眼球的血液供应。我们首先理解一个概念,眼灌注压(OPP)。眼灌注压是动脉压和眼压之差。无论是动脉压降低还是眼压增高,均可使眼灌注压降低,从而导致眼内血流减少。而视神经乳头正常的血液供给决定于灌注压、血压和眼压之间的平衡。

血压与青光眼发生发展的关系依然有争议,一些研究发现高血压是青光眼的一个重要危险因素,而另外一些研究则认为低血压是危险因素。高血压患者由于全身小动脉痉挛及硬化,使视乳头的供养血管也会受到波及,进一步视神经乳头会产生慢性缺血,从而导致视功能受损害。低血压,特别是低舒张压,因视神经乳头的供血不佳,使视神经十分"脆弱"而不能耐受眼压,即使是正常范围内的眼压,因而很容易产生视功能损害。另外,国外有研究表明开角型青光眼早期,高血压可能对于延迟和阻止视神经乳头缺血有一定作用。相反,若由于药物作用使血压大幅度下降太快,有可能促使视功能恶化,病情反而加重。由此可见,适当高度血压可能推迟由于高眼压或者低灌注压对于视功能的破坏和危害作用。但是,我们千万不能误解为青光眼患者有高血压是件好事,听之任之,血压非常高也不去关注,更不去治疗,这对于高龄患者,是非常危险和不利的。

最后,合并有高血压的青光眼患者,到底该如何是好呢?我们应当到正规医院就诊,详细进行心脑血管和青光眼相关检查,明确诊断,对症治疗。不要偏信高血压对于青光眼的有益作用和不利影响。按照内科医师的治疗方案,有规律的服药,缓慢稳定的降低血压,直至血压控制到目标血压。另外,保持良好的生活习惯和心态,使血压平稳,不要忽高忽低,大起大落,波动太大,不然会造成心脑血管的意外和损害。

5. 情绪与青光眼有关系吗

情绪因素对于青光眼病人的影响是非常重要的,这是众所周知的,急性闭角型青光眼急性发作多是由于精神刺激所致。青光眼是一种公认的最重要的眼科心身疾病。美国《晋升障碍诊断与统计手册》已经将原发性青光眼定义为"心理因素影响的躯体情况"或者"心理生理疾病"或者"心身疾病",故青光眼的发生、发展及转归与社会心理因素密切相关。心理活动是主客观环境因素相互作用的反映,每个人都有自己的精神情绪活动而形成某种个性。由于人们的生活环境和受教育程度的不同,精神情绪及性格行为也各不相同。有的人性格开朗、爱说爱笑,有的人沉默寡言、多愁善感。我国中医早在明代以前已经认识到忿怒、忧思可导致青光眼发作。中医在谈到如何预防青光眼时指出,顺应四时,防止外邪侵袭;调和情志,避免脏腑内损。这种深刻的认识至今仍是现代医学遵循的原则。国外自 1940 年也发现原发性闭角型青光眼的急性发作和情绪剧烈变化有关。青光眼患者有其特征性的情绪表现和性格。近 20 年来,许多专家用心理学对照研究或者 A 型性格调查行为问卷,发现青光眼患者比非青光眼患者偏于焦虑、紧张、不安、抑郁、神经质、强迫性格、不乐观等,并具有难于对抗冲击,逃避或拒绝接受压力的倾向,即原发性闭角型青光眼患者多属于 A 型性格或者偏 A 型性格。所谓 A 型性格主要特征为个性强、急躁、易冲动、好胜心强,有强烈的时间紧迫感、匆忙感,有过分的抱负、竞争和敌意,以及对于周围环境的急剧变化适应性差等。

在人的大脑半球下方有一处重要的脑组织叫丘脑,它是自主神经系统的中枢,也就是丘脑是包括眼睛在内的内脏生理代谢活动的指挥中心。丘脑通过内分泌系统和自主神经系统两个途径,掌管着瞳孔的运动、晶状体的薄厚及眼内大部分血管的舒张与收缩功能,并且管理着眼压的昼夜正常的生理变化。人的不良情绪达到一定程度时,就会引起丘脑中枢功能失调,使眼内毛细血管扩张及房水产量过多导致眼压升高,以及青光眼急性大发作。另外,丘脑通过自主神经系统调控房水产生和眼压的功能是否正常,也关系到治疗青光眼药物噻吗洛尔的疗效。研究表明,噻吗洛尔滴眼液抑制房水生成、降低眼压的作用必须有自主神经中的交感神经功能正常。如丘脑的自主神经功能紊乱,会进一步影响滴眼液的治疗效果。

善于调整自身的心理平衡,始终保持乐观、轻松、愉快的生活情绪,避免大喜、大悲、大忧,从而维护和增强大脑皮质和丘脑的调控功能,尽量避免青光眼的急性发作,会使青光眼的药物或手术治疗充分发挥作用,因此有利于康复。

另外,对于青光眼患者的治疗不能仅仅局限在传统的药物与手术治疗上,"心身同治"迫在眉睫。临床上已经尝试对于青光眼患者进行心理干预,主要包括支持性心理治疗、松弛及生物反馈疗法、暗示疗法、音乐疗法等。

因此,重视情绪(即心理因素)在青光眼的发生、发展及转归中的作用,遵循"心身同治"的原则,对于更好的治疗这一典型的慢性心身疾病有很大的帮助。

6. 体位会对眼压有影响吗

体位对于眼压的影响是肯定的。但是体位对于眼压影响的机制比较复杂,主要与以下几个方面有关。

(1)眼动脉压与眼内血管容量的变化:当人从坐位改为卧位时,有利于静脉回流,此时回心血量约增加30%,这使心排血量相应增加,收缩压增高,脉络膜血管床容积增加,眼压上升。同时,当坐位改为仰卧位时,在重力作用下头部的血容量相应增加,导致眼灌注压、静脉压、眶内压均增加,从而增加了房水排出阻力,导致眼压上升。而当体位从坐位改为俯卧位时,晶状体在重力作用下会前移,前房变浅,房角变窄,从而阻碍房水外流,导致眼压升高。

(2)上巩膜静脉压的变化:卧位使上巩膜静脉压升高。由于体位变化导致上巩膜静脉压升高与年龄有关。年龄越大,上巩膜静脉压升高越大,眼压升高幅度越大。当倒立时,上巩膜静脉内的血流回流会严重受阻,从而导致上巩膜静脉压大幅度上升,导致眼压升高幅度比其他体位改变时更明显。

(3)神经调节:青光眼患者由于体位诱导的眼压变化幅

度高于正常人,可能有青光眼患者错误的自身神经调节机制有关。

那么不同的体位对于眼压变化的影响具体表现如何呢?

(1)仰卧位对于眼压的影响:由坐位改变为仰卧位时,正常人和青光眼患者眼压均会升高,并且青光眼患者眼压升高的幅度普遍较正常人大。

(2)在侧卧位对于眼压的影响:研究中把处于较低位置的眼定义为"主导眼",另一眼定义为"非主导眼"。不管是正常人还是青光眼患者,侧卧位时主导眼的眼压均较非主导眼高。说通俗了,就是右侧卧位时,右眼眼压较左眼高。视野损害越重的眼,其眼压升高幅度也增大。提示青光眼患者应该避免患眼侧卧位,以免眼压升高进一步造成视功能损害。

(3)俯卧位对于眼压的影响:从坐位(立位)到俯卧位时眼压升高的幅度比从坐位(立位)到仰卧位时眼压升高的幅度大,不管是水平俯卧位还是头低脚高位。

综上所述,青光眼患者应该采取头高位及避免患眼侧卧位,这样更有利于眼压的控制,提高患者舒适度及生活质量。

7. 喝酒对青光眼有益还是有害

酒精对人体健康具有二重性的作用。适量饮用可以减轻疲劳、增加愉快的感觉。尤其是减少冠心病、中风等心脑血管疾病的发病机会。但另一方面,过量的饮用乃至嗜酒则会引起多种系统的病变和生活中的意外事故。孕妇嗜酒会对胎儿发育带来严重后果。

因此,控制酒精的摄入量(葡萄酒每天不超过 50～100 毫升,白酒每天不超过 5～10 毫升,啤酒每天不超过 300 毫升,对他人、对自已都是有益的。而且,选择葡萄酒更能明显地发挥其保护心功能的作用。

青光眼病人适量饮酒不会对眼睛造成危害,还能降低眼压。如果在没有可利用的措施来控制眼压的情况下,甚至可以尝试饮酒这种方法。专家解释,每天适当的酒,可以提高血液的渗透压,使房水的产生减少,从而达到降低眼压的作用。但不建议喝啤酒,更不能超量。

相信在了解酒精的二重性作用,明白嗜酒的危害后,适量饮酒并配合其他治疗,能逐渐地变坏事为好事,达到健身防病的目的。

8. 血液黏稠度对青光眼有影响吗

青光眼除了具有遗传因素外,还与眼的局部结构、年龄、性别、屈光等有密切关系。最后还与眼部有关的全身疾病如糖尿病、高血压、低血压、甲状腺功能异常、血液黏稠度增加等有关。

血液黏稠度对血流率有决定作用,前者的增高有时可导致局部缺血。青光眼性视神经萎缩的血管源性学说指出,眼压升高使视乳头血液循环受阻是导致视乳头凹陷的原因之一。尽管最近的实验证明并非如此,但这种论点仍被许多眼科学者所接受。业已报道,心绞痛、外周血管性疾病和缺血性糖尿病性视网膜病变等都与血液黏稠度的增高有关。那

么,青光眼和血液黏稠度有直接关系吗？目前的研究还没有证实二者有直接关系,但是不管怎样,从身体健康出发,将血液粘稠度控制正常范围也是有益无害的。

9. 青光眼病人看电视的注意事项

青光眼患者可以看电视,但是应该注意休息,时间不宜过长,不宜太疲劳。一般建议青光眼患者看电视半小时以上就要远眺,适当的休息,避免疲劳诱发青光眼发作。

对于未经过激光或者手术治疗的闭角型青光眼患者来说,看电视时室内光线不宜过暗,暗的光线会导致瞳孔散大,对于前房浅、房角狭窄的闭角型青光眼患者来说,有可能会加重瞳孔阻滞,使得狭窄的前房角更加狭窄,甚至导致房角关闭,从而造成眼压升高,但对于开角型青光眼及经过激光或手术治疗后的闭角型青光眼患者,瞳孔散大是不会引起眼压升高的。所以,闭角型青光眼的患者夜间在室内看电视时,建议不要把室内的灯都关闭,至少要保留一盏灯,不要让室内的光线太暗。

10. 多吃胡萝卜对青光眼有好处吗

胡萝卜又称黄萝卜,是一种营养丰富、老幼皆宜的好菜蔬,誉称"小人参"。胡萝卜中最负盛名的成分就是胡萝卜素——这是一种黄色色素,100多年前在胡萝卜中首先发现的。现在知道胡萝卜每百克含 1.35～17.25 毫克的胡萝卜素,远比其他蔬菜为多,是土豆的 360 倍,芹菜的 36 倍。胡萝卜素进入人体被吸收后,可转化成维生素 A,所以胡萝卜素又叫维生素 A 原。维生素 A 和蛋白质可结合成视紫红质,此物是眼睛视网膜的杆状细胞感弱光的重要物质。同时,维生素 A 还可使上皮细胞分泌黏液,防止发生干眼病。维生素 A 和 β-胡萝卜素有助于补肝明目,缓解眼疲劳。综上所述,多吃胡萝卜不管对于正常人还是青光眼患者来说,都是有益无害的,但不能过量吃,过量摄取皮肤会发黄。

11. 青光眼患者从事夜间工作为什么困难

青光眼患者存在着解剖基础,长时间暗环境工作时,交感神经兴奋,使瞳孔开大肌收缩,导致瞳孔扩大,虹膜向周边堆积,使房角关闭,房水排泄障碍,眼压升高,诱发青光眼发作。所以,青光眼患者从事夜间工作困难,即使不得不从事夜间工作的话,也应尽量把光线调亮些,不要长时间的持续工作,避免青光眼急性发作。

12. 青光眼患者能长时间面对电脑吗

大家知道对白领一族来说,一天面对电脑 10 多个小时是常事的。但是,经过日本的一项研究发现:长期每天面对电脑荧光屏 9 小时以上的人士,患青光眼的概率是其他人的两倍,而且近视患者长期面对电脑,更是青光眼的高危人士。所以,大家为了自己眼睛的健康,要减少面对电脑的时间。

日本东邦大学医学部的医生向数家日本公司约 1 万名员工进行调查,研究结果发现,共 522 名员工有视觉问题,占总数的 5.1‰,被列为电脑高用量的使用者大多数有远视及近视,以男性及年轻人居多,其中 1/3 高用量使用者怀疑患上青光眼。

进一步的研究显示,近视者长时间使用电脑似乎与青光眼大有关联。研究人员还未明了其中原因,但相信患近视的视觉神经比正常的更容易受到电脑压力的影响。

国际青光眼协会的主席赖特说:"大量使用电脑器材的人或许会成为高危一族。任何高用量使用者都应该定期进行全面的眼睛检查。"

防治小贴士:大约每 20 分钟让眼睛定时休息,荧光屏背后必须有足够的空间,让眼睛放远视野。荧光屏必须干净,并把光度及颜色对比调校至最舒适的度数,摆放荧光屏的位置要适中,光线必须来自两边,而不是来自前后面。

定期验眼,有两项青光眼测试,包括量度眼球压力的眼压力检查法和检查眼睛视野的视野检查法,均可以最有效发现青光眼问题。

13. 青光眼病人可以喝茶吗

我国很多人有爱喝茶的习惯,那么青光眼患者能不能喝茶呢? 茶含有茶多酚、多种维生素和氨基酸等多种有益物质,对人体新陈代谢有一定的生物效应。另外,经研究表明绿茶还具有一定的抗癌性。但茶是液体饮料,主要是水。正常人适量饮茶对身心有好处。但是众所周知,好多人饮茶特别是浓茶后会出现精神过度兴奋、心悸、影响夜间休息。一般认为,青光眼病人不能在短时间内大量饮用茶特别是浓茶。如在几分钟内饮用完 1 000 毫升(大约 5 杯或普通矿泉水一瓶半)后,将会使眼压升高,诱发青光眼症状。一般饮用大量茶水一小时后,眼压会有轻度升高,这种小幅度升高不会对青光眼病人造成危害。所以,青光眼病人应根据自己的需要来补充日常所需水分,适量饮茶,最好每次不超过 300毫升,每次间隔半小时以上。

另外,需要注意的是,有一种降眼压药物乙酰唑胺(醋氮酰胺)在服用期间不要喝茶。由于乙酰唑胺可能会发生尿路结石,医师会嘱咐适量多喝水。但是茶中含有草酸,与尿中排出的钙质结合形成草酸钙结晶,更容易形成尿结石。如果尿路已经有结石的话,更不能用茶水冲,这样会加重结石。

14. 青光眼病人喝水有讲究吗

青光眼患者应该多喝水还是少喝水,与青光眼类型有一定关系。未行手术的青光眼患者,特别是闭角型患者忌大量饮水,喝水太急太快,一次性饮水过量,会造成短时间内大量水分进入血液,血液稀释后渗透压降低,可使眼内房水骤然增多,尤其是大量喝水后的 15～30 分钟更为明显,这时如果本身的眼压自动调节或房水排出通道有某些缺陷,使房水一时不能顺利排出,眼压就会升高,导致青光眼发作。然而,从另一方面来说,口渴是机体的生理信号,表明体内缺水,应该及时补充,否则可能造成机体内水和电解质的代谢紊乱,给身体带来不良后果,尤其是老年人和某些疾病患者如高血液黏度等。严重的脱水可能促使血栓形成,诱发脑血管意外或心肌梗死。因此,青光眼患者应该正常的生活,不需要限制饮水。但对于未做手术的青光眼患者,尤其是闭角型青光眼患者,应避免在短时间内摄入大量水分,应把一次要喝的水量分成几次喝。一日内身体所需补充的水分要平分数次饮用,最好每次饮水不超过 300 毫升。

对于开角型青光眼患者,由于其发病机制不同于闭角型青光眼,视神经损害的机制可能与血液循环不良(高血黏度等)有关,因此适当地饮水是有利无弊的,加上适度的有氧运动,可以促进机体的新陈代谢,可能对病情有所改善。

青光眼患者若在手术后出现因房水流出过畅而导致低眼压、浅前房时,不但不限制饮水量,有时还需鼓励患者多饮水以增加房水生成,保持理想的前房和眼压。对于已做了青光眼手术,眼压控制得很好的患者,可以如正常人一样饮水,但要避免饮用浓茶、咖啡、可可等刺激性饮料,因为这些饮料对神经系统容易产生兴奋作用,影响自主神经系统的稳定性,可能会使眼压升高。

15. 闭角型青光眼急性发作时如何家庭自救

闭角型青光眼急性发作时,患者自觉眼部胀痛、视物模糊,甚至恶心、呕吐,如果患者手里有 1% 的毛果芸香碱滴眼液,可以频滴,每隔 5 分钟滴眼 1 次,共点 3 次,然后每隔 30

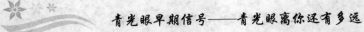

分钟点眼 1 次,共 4 次,以后每小时 1 次,一般用药 3～4 小时后瞳孔明显缩小时,可以减量至每日 4 次。如果手里有其他降眼压药物如噻吗洛尔滴眼液等也可以使用。如果到大医院就诊不方便,可以到就近的医院或者诊所给予 20％的甘露醇 250 毫升静脉滴注(前提是患者肾脏、心脏没有其他病史)。如果全身情况比较差,或者是患者没有明确青光眼诊断的,应到正规医院就诊,在确诊后再给予用药,以确保安全第一。

16. 要把眼药放到您的视线范围内吗

在我国闭角型青光眼比较常见,如果闭角型青光眼急性发作的话,患者眼压急剧升高,眼痛、头痛、恶心、呕吐,甚至伴随着血压高,当时患者是相当痛苦的。所以,青光眼患者一定要把眼药放到您的视线范围内,急性发作时及时用药,当然滴眼药也有如下一些注意事项。

(1)滴药前要先洗手,以免手上细菌带入眼内。

(2)凡混悬液剂型使用前要先摇晃,使药液均匀、药效稳定。

(3)滴眼药后需闭眼 3～5 分钟,以增加药效。切记不同种类眼药水不要同时滴,应至少间隔 5 分钟后,再滴另一种,否则泪液和后滴的眼药水会把先点的眼药水排泄、稀释,徒劳无效。

(4)若需同时使用眼药水及药膏,要先滴眼药水,5 分钟后再涂眼膏。

（5）滴眼药后立即用棉球加食指压住内眼角 3 分钟,可防止药水从内眼角的泪小点流入鼻腔被吸收,从而减少药物不良反应。

（6）眼药水勿放置在高温处,如暖气片上、灶台旁、阳光直射的窗台上等,也不要放在湿度大、灰尘多的地方,避免受热、受潮、受污染而变质。

17. 持之以恒,规律用药,定期复查

（1）青光眼用药原则一:要持之以恒。青光眼治疗要持之以恒,将滴眼药作为日常生活的一部分,养成习惯。药物治疗还需要根据病情经常调整,避免盲目长期使用同一种眼科药物,使身体产生耐药性,又因为有时药物控制不住病情,需要进一步手术等治疗。因此,关心自己所患青光眼的类型、程度及疾病是否被控制非常重要。

（2）青光眼用药原则二:规律用药。慢性青光眼切忌眼压高时用药,眼压不高就停药,这样极易造成眼压失控。另外,患者用药必须按照医嘱,切不可擅自更改使用方法。比如噻吗洛尔、美开朗、贝他根等眼药,使用次数最多为每日 2 次,切勿因治病心切,擅自增加滴药次数,否则不仅不能增加疗效,还增加药物不良反应。此外,上述这些药物不能在睡前滴用。而另外一些药物则相反,只能在每晚睡前滴,如适利达、卢美根等。

（3）青光眼用药原则三:定期检查。降眼压并不是药物治疗的最终目的,维护视野才是根本目标。视野的损害是由

于眼底视神经萎缩所致。因此,在青光眼的长期用药治疗过程中,不光要定期检查眼压,更要定期检查眼底和视野,监测病情进展,确认治疗的效果。